KB020693

일러두기

용어

[폐경 閉經, menopause]

12개월 이상 지속적으로 월경이 없을 때 폐경으로 진단. 의학 용어인 폐경은 '닫을 폐(閉)' 를 쓰지만 동음이의어인 '버릴 폐, 폐할 폐(廢)'가 주는 부정적 어감 때문에 폐경이 아닌, '월경의 완성'을 의미하는 '완경'으로 쓰자는 의견이 대두되고 있다. 이 책에서는 '폐경' 대신 '완경'이 라는 단어를 썼다.

[호르몬 대체 요법, hormone replacement therapy]

갱년기 장애는 여성호르몬인 에스트로겐의 결핍으로 발생하므로, 에스트로겐을 사용한 호르몬 대체 요법을 고민해 볼 수 있다. 이 책에서는 '호르몬 대체 요법'을 'HRT'로 썼다.

갱년기 교과서

40대부터 준비하는 갱년기의 모든 것

산부인과 의사 다카오 미호 지음
박승희 옮김

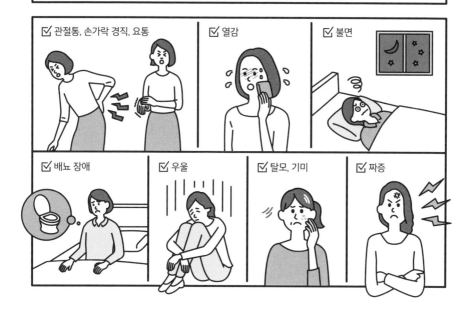

☑ 관절통, 손가락 경직, 요통　　☑ 열감　　☑ 불면

☑ 배뇨 장애　　☑ 우울　　☑ 탈모, 기미　　☑ 짜증

즐거운상상

갱년기니까 어쩔 수 없다?
이제 더 이상 참지 마세요!

안녕하세요. 산부인과 의사 다카오 미호입니다. 여성을 위한 통합 헬스 클리닉에서 부원장으로 일하며 환자를 만나고 있습니다. 난소와 자궁의 종양이 전문 분야이며 생리 불순과 자궁 근종, 갱년기 치료, 불임, 호르몬 불균형에서 오는 기분 장애 등 다양한 증상을 마주합니다.

저는 '모든 여성을 행복하게 만들고 싶다'는 생각에서 산부인과 의사가 되었습니다. 여성은 남성과 달리 평생 여성 호르몬이라는 큰 파도에 노출됩니다. 초경이 시작되면 매달 월경에 시달리고, 임신을 하면 체내에 태아를 키우는 중책을 맡아야 합니다.

산후에는 갑자기 여성 호르몬이 거의 제로로 떨어졌다가, 수유 기간에는 여성 호르몬 분비가 중단됩니다. 그리고 갱년기에 접어들면 여성 호르몬이 오르락내리락하면서 감소하게 되고, 그런 급격한 호르몬 변동에서 오는 정신적 육체적 불편함에 시달립니다.

남성들도 남성 호르몬의 변화를 겪지만 이 정도로 급격한 변동은 아닙니다. 게다가 여성은 임신, 출산, 육아 등 인생 전반에 걸쳐 그야말로 다이내믹한 변화를 겪습니다.

'전체 인구의 절반이 여성이다. 그들을 행복하게 할 수 있다면 더이상 바랄 게 없다!'라는 생각으로 대학 병원에 근무하며 다양한 환자를 만났습니다. 그러는 동안 중요한 것을 깨달았습니다.

대학 병원 산부인과에 근무하다 보면 밤낮을 가리지 않는 분만 환자는 물론이고 암 같은 심각한 질병의 환자도 만나게 됩니다.

"어렵게 임신했는데 자궁경부암이 발견돼 아기를 포기할 수밖에 없었다", "부정출혈을 방치했는데 난소암이 진행되고 있었다", "아내가 30대의 젊은 나이에 유방암에 걸려 초등학생 아이를 남겨두고 세상을 떠났다" 등 다양하고도 힘든 현실을 접했습니다.

"조금 더 빨리 진찰했더라면", "여성의 병에 대해 정보가 좀 더 널리 퍼졌더라면" 의사로서 무력감을 느끼는 경우도 적지 않았습니다.

그래서 8년쯤 전, '대학 병원에서 환자를 기다리기보다 일반인들에게 더욱 좋은 의료 정보를 전하는 사람이 되자'라고 결심하고 여성 특화 클리닉으로 자리를 옮겼습니다. 현재는 '기다림에서 거리로'를 모토로 산부인과 의사, 스포츠 닥터, 기업 산업의, 요가 강사 등 다양한 방향에서 여성 건강에 접근하고 있습니다.

또한 여성들이 좀 더 나이를 잘 먹을 수 있도록 '유비무환'의 정신으로 미리 지식을 쌓았으면 하는 마음에서 외래 진찰과 함께 '의료·요가·스포츠' 3가지 측면에서 정보를 제공하고 있습니다.

'갱년기'를 주제로 책을 쓰게 된 것도 필요로 하는 사람에게 필요한 정보를 확실히 전달하고 싶었기 때문입니다. 여성의 건강은 여성 호르몬에 의해 지켜집니다. 난소 기능이 정지되고 여성 호르몬이 거의 나오지 않게 되는 것이 '완경'이며 완경 전후 10년을 갱년기라고 합니다.

사실 갱년기라는 주제가 주목받기 시작한 것은 최근 20년 정도의 일입니다. 1940년대 이전에는 여러 요인으로 인해 많은 사람이 완경을 맞기 전에 수명을 다했습니다.

이제 여성의 평균 수명은 80세를 넘어 100세 시대입니다. 그러나 난소가 기능하는 기간은 대략 10세부터 50세까지 40년으로 예나 지금이나 변함이 없습니다. 즉 우리는 완경 후 50년 가까이 여성 호르몬의 혜택 없이 살아야 하지요.

생활습관병*이나 골다공증, 암, 기분 장애 등 갱년기 이후에 일어날 수 있는 위험을 미리 알고 제대로 대책을 강구한다면 앞으로도 평생 건강하게 살아갈 수 있습니다.

현재 갱년기로 고민하는 분들도 증상에 맞는 치료법을 반드시 찾을 수 있습니다. 이제 더는 '갱년기니까 어쩔 수 없다'라고 참는 시대가 아닙니다.

　이 책에서는 '완경의 징후는?', '어떤 갱년기 증상이 언제까지 계속되는가?', '완경되면 더이상 여성이 아닌가?', '여성 호르몬은 보충할 수 있는가?' 등의 의문에 답하고 완경 전후의 십 수 년을 지혜롭게 극복하는 요령을 쉽게 해설하고 있습니다.

　이 책에서 소개하는 식사와 운동, 셀프 케어의 요령과 의료 정보를 하나라도 좋으니 여러분의 생활에 도입해 보세요. 미래를 위해 준비하는 계기로 삼는다면 저자로서 더이상 기쁜 일이 없겠습니다.

다카오 미호

---

* 생활습관병 : 잘못된 생활습관에서 비롯되는 병으로 과잉 섭취처럼 불균형한 식생활, 운동 부족 등의 활동량 감소, 과로와 스트레스 등과 관련이 되어 나타나는 질병. 고혈압, 당뇨병, 비만, 고지혈증, 동맥경화증, 협심증, 심근경색증, 뇌졸중, 만성폐쇄성폐질환, 천식, 알코올성 간질환, 퇴행성 관절염 등이 있다.

Contents

제 **1** 장

완경 전에 알아두자!
갱년기 A to Z

제 **2** 장

갱년기 장애를 스스로 치료하는 셀프케어
식사와 수면을 조절하는 법

제 **3** 장

자율신경을 조절하고 골반저근을 단련하는
간단 요가

제 **4** 장

현명한 산부인과 이용법
HRT와 한방 치료

제 **5** 장

걸리기 쉬운 질병으로부터 몸을 보호한다
여성의 암과 생활습관병

제 **6** 장

인생이 바뀐다! 완경 후 대비법

갱년기 이후의 생활 팁

완경 전후 로드맵

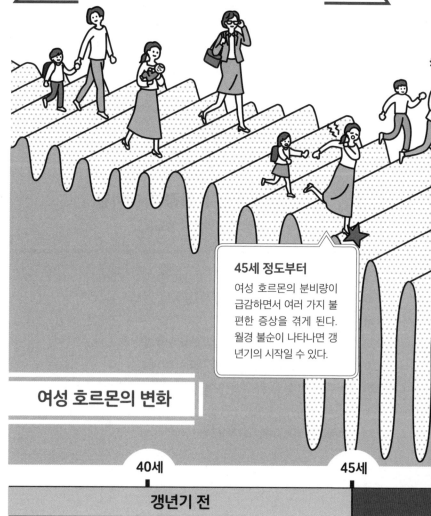

45세 정도부터

여성 호르몬의 분비량이 급감하면서 여러 가지 불편한 증상을 겪게 된다. 월경 불순이 나타나면 갱년기의 시작일 수 있다.

여성 호르몬의 변화

40세

45세

갱년기 전

40대는 여자 인생의 대전환기. 특히 여성 호르몬 분비량이 급격히 감소하는 45세 이후에는 다양한 갱년기 증상에 시달리는 경우가 많다. 100세 시대를 건강하게 이겨내는 요령을 알아두자.

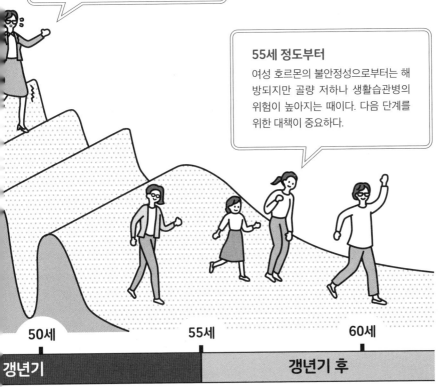

50세 전후

50세를 경계로 많은 사람이 완경을 맞는다. 그 전후 2년 동안은 여성 호르몬 급감에 따른 변화를 몸이 따라가지 못해 불편한 증상이 극에 달한다.

55세 정도부터

여성 호르몬의 불안정성으로부터는 해방되지만 골량 저하나 생활습관병의 위험이 높아지는 때이다. 다음 단계를 위한 대책이 중요하다.

50세   55세   60세

갱년기   **갱년기 후**

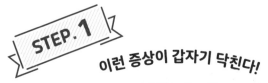

STEP. 1

이런 증상이 갑자기 닥친다!

갱년기
주요 트러블을 알아두자

☐ 안면홍조
☐ 열감

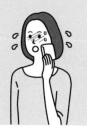

☐ 두통   ☐ 어깨 결림
☐ 목 결림

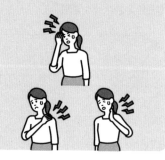

☐ 짜증
☐ 쉽게 화를 낸다

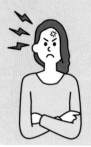

☐ 우울
☐ 기분 장애

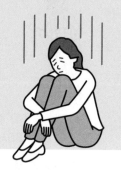

난소 기능이 저하되는 갱년기에는 다양한 증상을 겪게 된다. 갱년기에 일어
나는 몸의 변화와 불편함의 원인을 바르게 이해하자.

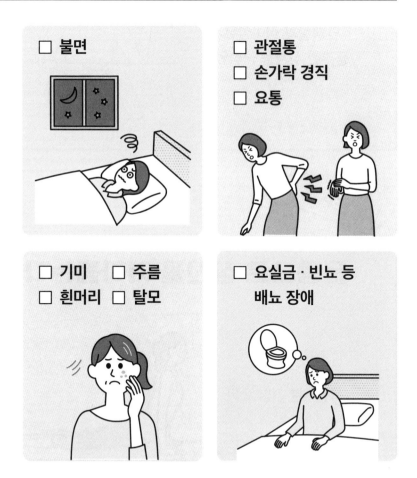

☐ 불면

☐ 관절통
☐ 손가락 경직
☐ 요통

☐ 기미   ☐ 주름
☐ 흰머리   ☐ 탈모

☐ 요실금 · 빈뇨 등
　배뇨 장애

STEP. 2

갱년기를 쾌적하게 극복하기 위한 셀프 케어

식사와 수면

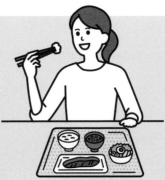

단백질과 식이섬유가
풍부한 식사를 균형있게

STEP. 3

역시 중요!

운동으로 심신을 가다듬는다

1일 5분 간단 요가

일상생활 습관을 점검해 갱년기의 다양한 불편함을 개선할 수 있다. 균형
잡힌 식사는 기본이고 양질의 수면을 위해 노력하자.

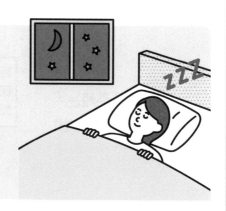

**양질의 수면으로
자율신경계를 조절한다**

적당한 운동은 건강 관리에 필수. 자율신경계를 조절하고 골반저근을 단
련하는 요가와 걷기를 일상생활에서 실천해보자.

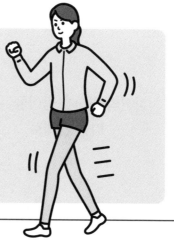

걷기로 혈액 순환 촉진

STEP. 4

불편한 증상은 병원에서 치료한다!

부인과의 갱년기 치료

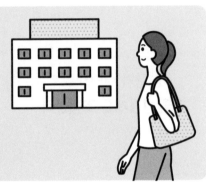

치료의 주체는
'호르몬 보충 요법'

STEP. 5

걸리기 쉬운 질병으로부터 몸을 지킨다

애프터 갱년기 대비책

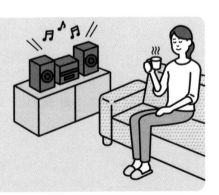

심신의 변화를 받아들이고
다음 단계로

생활 습관을 점검하고 괴로운 증상이 있다면 참지 말고 산부인과 의사에게 상담하자. 호르몬 보충 요법이나 한방 치료를 받을 수 있다.

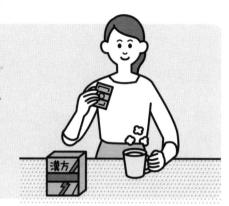

다양한 증상을 개선하는
한방 치료

완경 후에는 골다공증이나 생활습관병, 암 등의 위험이 커진다. 갱년기 이후의 긴 인생을 쾌적하게 지내기 위한 대비책을 실천하자.

☐ 규칙적인 생활이 기본
☐ 암이나 생활습관병을 예방한다
☐ 정기검진으로 건강 체크
☐ 몸을 자주 움직인다
☐ 긍정적인 기분으로 지낸다

완경 전에
알아두자!

갱년기 A to Z

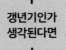

갱년기, 갱년기 증상,
갱년기 장애, 완경의 차이를 알아두자

여성 호르몬의 격변하는 파도를 지혜롭게 극복하자

여성의 삶에 큰 영향을 미치는 호르몬은 난소에서 분비되는 '에스트로겐'이라는 여성 호르몬이다. 이 호르몬은 여성의 삶 중 약 40년간 한정된 기간에만 분비된다.

10대가 되어 난소가 성숙하면 에스트로겐 분비량이 갑자기 늘어나면서 월경이 시작된다. 에스트로겐 분비는 20대부터 30대 중반까지 최고조에 달하는데, 동시에 이 성숙기는 진학과 연애, 취업과 결혼, 출산, 육아 등 인생의 큰 변화에 노출되는 시기이기도 하다.

30대 후반이 되면 에스트로겐 분비량이 서서히 줄어들기 시작하고 40대 후반 갱년기에 접어들면서부터 급격히 감소한다. 완경 직전에 오르락내리락 요동을 치다가 완경 후에는 남성보다 낮은 수치가 되면서 일정해진다.

이러한 에스트로겐 분비량의 변화에 따라 여성의 몸과 마음도 변하게 된다.

'갱년기'란
완경 전후 10년간

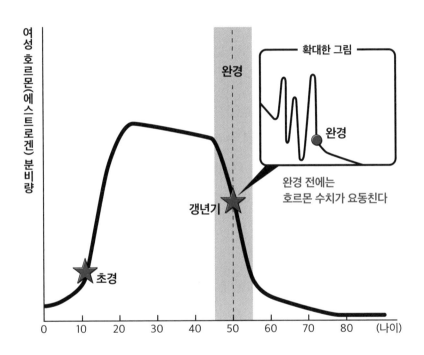

여성 호르몬(에스트로겐) 분비량

확대한 그림

완경

완경

갱년기

완경 전에는
호르몬 수치가 요동친다

초경

0 10 20 30 40 50 60 70 80 (나이)

난소 기능이 저하되면 난소에서 분비되는 여성 호르몬의 분비량이 감소한다. 그로 인해 몸에는 여러 가지 불편한 증상이 나타난다. 호르몬양이 감소하기 시작하는 완경 5년 전부터 낮은 상태로 안정되는 완경 5년 후까지를 갱년기라고 부른다.

'갱년기', '갱년기 증상', '갱년기 장애', '완경'이라는 말은 비슷한 것 같지만 각각 의미가 다르다. 이번 기회에 올바른 정의를 확인해 보자.

◆ 갱년기

갱년기란 완경 전후 5년씩을 더한 10년간을 말한다. 에스트로겐이 있는 상태에서 에스트로겐이 없는 상태로 적응하기 위한 10년간이라고 생각하면 좋을 것이다.

동양인의 완경 연령 중앙값은 50.54세이므로 50세에 완경된다고 치면 갱년기는 45세부터 55세가 된다.

갱년기는 여성이라면 누구에게나 찾아온다. "나는 갱년기가 없었다"라고 말하는 사람은 다음에 설명하는 '갱년기 장애가 없었다'는 의미일 수 있다.

◆ 갱년기 증상 · 갱년기 장애

갱년기에는 에스트로겐 분비량이 업다운을 반복하면서 감소하므로 여성의 몸에 다양한 불편 증상이 나타나기 쉽다. 이러한 증상들을 '갱년기 증상'이라고 하며 '열감(핫 플래시)'이라고 불리는 이상 발한과 안면홍조, 짜증, 불안감, 불면, 수족냉증 등이 있다.

이런 증상을 느끼는 사람들이 전체의 60%이다. 나머지 40%는 월경 주기가 불규칙적이고 월경이 끊어지는 정도의 변화만 겪으며 갱년기를 보낸다.

갱년기 증상을 느끼는 사람 중 30%는 치료를 받지 않으면 일상생활이 힘들 정도로 심한 증상이 나타난다. 이런 경우를 '갱년기 장애'라고 부른다.

◆ 완경

월경이 완전히 끊긴 상태를 말한다. 12개월간 월경이 없으면 완경이라고 간주한다. 예컨대 작년 11월에 마지막 월경을 하고 올해 11월까지 월경이 없으면 '작년 11월로 완경되었다'고 말할 수 있다.

그 사이에 월경을 하게 되면 그로부터 다시 12개월간 월경을 하는지 여부를 본다. 일반적으로는 늦어도 56세에는 완경이 된다고 한다. 완경 연령에는 개인차가 있어서 완경을 겪지 않으면 갱년기가 언제 시작되었는지 모른다. 실제로 40~45세에 완경되는 사람도 있는데 이 경우에는 35~40세가 갱년기의 시작이 된다.

완경으로 인해 난소 기능이 종료되면 난소에서 에스트로겐이 분비되던 이전과 달리 에스트로겐의 혜택을 받을 수 없게 된다.

참고로 40세 미만에 무월경 상태가 1년 이상 지속되는 것을 '조기 완경'이라고 하는데 40대 초반은 이에 해당하지 않고 완경으로 간주한다.

암 치료나 자궁·난소 적출에 의한 완경은 '인공 완경'이다.

40대 이후 이런 증상이 있다면
갱년기의 시작

월경 불순, 피로와 노화를 느끼기 시작했다면

갱년기가 언제 시작되었는지는 완경이 되었을 때부터 역산하면 알 수 있다. 즉 완경이 되지 않는 한 갱년기 시작이 언제인지 확실히 알 수 없다. 그러므로 완경되지 않았더라도 40세가 지나면 "이미 갱년기에 접어들었을까?", "갱년기의 불편한 증상도 있을 수 있겠다."라고 생각하고 준비해두는 것이 중요하다.

갱년기에 접어들었음을 나타내는 가장 알기 쉬운 징후는 '불규칙한 월경 주기'다. 이전까지 규칙적이던 월경이 몇 개월씩 없거나 다음 월경을 보름 정도 만에 다시 하는 증상 외에도 월경량이 이전보다 줄거나 늘고, 기간이 길어지거나 단기에 끝나는 등 나타나는 방식이 다양하다.

그 외 어깨 결림이나 요통, 불면, 짜증, 우울, 안면홍조, 이상 발한, 열감, 냉증 등 호소하는 증상이 다방면에 걸쳐 개인차가 큰 것이 특징이다.

갱년기의 주된 증상과 완경 나이

불편한 증상

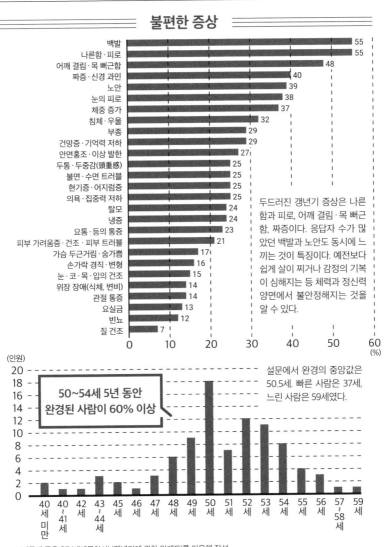

증상	(%)
백발	55
나른함·피로	55
어깨 결림·목 뻐근함	48
짜증·신경 과민	40
노안	39
눈의 피로	38
체중 증가	37
침체·우울	32
부종	29
건망증·기억력 저하	29
안면홍조·이상 발한	27
두통·두중감(頭重感)	25
불면·수면 트러블	25
현기증·어지럼증	25
의욕·집중력 저하	25
탈모	24
냉증	24
요통·등의 통증	23
피부 가려움증·건조·피부 트러블	21
가슴 두근거림·숨가쁨	17
손가락 경직·변형	16
눈·코·목·입의 건조	15
위장 장애(식체, 변비)	14
관절 통증	14
요실금	13
빈뇨	12
질 건조	7

두드러진 갱년기 증상은 나른함과 피로, 어깨 결림·목 뻐근함, 짜증이다. 응답자 수가 많았던 백발과 노안도 동시에 느끼는 것이 특징이다. 예전보다 쉽게 살이 찌거나 감정의 기복이 심해지는 등 체력과 정신력 양면에서 불안정해지는 것을 알 수 있다.

(인원)

50~54세 5년 동안 완경된 사람이 60% 이상

설문에서 완경의 중앙값은 50.5세. 빠른 사람은 37세, 느린 사람은 59세였다.

| 40세 미만 | 40~41세 | 42세 | 43~44세 | 45세 | 46세 | 47세 | 48세 | 49세 | 50세 | 51세 | 52세 | 53세 | 54세 | 55세 | 56세 | 57~58세 | 59세 |

※ 《몸에 좋은 일》(세계문화사) '갱년기에 관한 앙케트'를 이용해 작성
(2021년 6월 실시/응답 278명 [이 중 완경된 사람은 93명])

갱년기 증상은 신체적인 증상과 정신적인 증상으로 크게 나눌수 있다. 백발과 노안, 탈모나 얇은 머리카락 등의 노화 증상과 동시에 오는데, 신체 증상으로 특히 많은 것이 안면홍조다. 갑자기 얼굴이 달아오르고 땀이 많이 나기도 한다.

나중에 자세히 설명하겠지만 이는 여성 호르몬의 급격한 변동으로 인해 자율신경이 조절되지 않고 혈관의 수축과 확장을 조절하는 기능이 떨어져서 생기는 현상이다.

그 밖에도 짜증과 신경 과민, 우울증 등 정신적으로 힘들어하는 사람이 적지 않다. 이러한 증상이 생기는 이유는 갱년기라고 하는 나잇대 때문이다.

여성의 40대는 어느 정도의 경험을 쌓아온 인생의 성숙기이다. 결혼과 육아, 일 등 한눈팔지 않고 전력을 다해 달려온 인생의 반환점에 있는 시기이다. 그런 인생의 전환점에 다다르면 대체로 환경의 변화가 따르게 마련이다.

육아에 분투해 왔건만 아이가 사춘기에 접어들어 부쩍 반항한다거나, 성장한 아이가 취직이나 결혼으로 독립해 부부 둘만 생활하게 되는 등 가족 관계에 큰 변화가 생기기도 한다.

싱글로 살며 차근차근 경력을 쌓아 왔는데 체력이 약해지면서 예전처럼 열심히 일할 수 없게 되거나, 전직이나 배치 전환 등에 의한 환경 변화로 당황스러워하는 사람도 있을 것이다.

나아가 오늘날의 늦은 결혼과 늦은 출산으로 40대에 출산하는 사람도 드물지 않다. 몸은 갱년기로 체력이 바닥인데 육아가 한참 진행 중이라 벅차다고 느끼는 사람도 적지 않을 것이다.

나이가 들면서 성관계의 빈도가 줄어들고 배우자가 자신을 여성으로 봐주지 않는다고 느끼는 등 상실감을 느끼는 경우도 있을 것이다.

말하자면, 신체적인 변화와 함께 환경 변화가 일어나기 쉬운 시기라는 것이 갱년기 증상을 일으키는 큰 요인으로 작용한다.

이처럼 연령상으로 몸 상태가 저하되기 쉬운 상황이지만 다양한 대책이 준비되어 있다. 다음 장에서 생활습관 연구와 셀프케어, 산부인과 치료 등 구체적인 방법을 소개할 예정이다.

많은 여성과 접촉하며 느낀 점은 '너무 열심히 사는 사람이 많다'라는 것이었다. 성실하게 최선을 다해 가족을 위해 부모를 위해 자기 이외의 사람들에게 도움을 주고 싶어 하는 '자기희생형 인간'은 갱년기 증상이 심해지기 쉽다.

갱년기는 지금까지의 인생을 천천히 되돌아보면서 자신의 몸 상태와 인간관계를 확인하는 재고의 시기이다. 주의 깊게 자신의 몸을 살피고 관리하자.

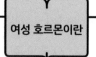

절묘한 조합으로 작동하는
2개의 여성 호르몬

뇌의 명령으로 에스트로겐과 프로게스테론이 분비된다

여성 호르몬에는 에스트로겐(난포 호르몬)과 프로게스테론(황체 호르몬) 두 종류가 있다. 둘 다 콜레스테롤을 재료로 하며 난소에서 분비된다.

난소에 여성 호르몬이 분비되도록 지시하는 것은 뇌 속에 있는 시상하부이다. 시상하부는 거대한 컨트롤 센터와 같은 곳으로 호르몬 분비 외에도 자율신경계와 면역계에 작용해 본인의 의사와 무관하게 몸이 쾌적한 상태를 유지하도록 만든다.

시상하부 아래에 있는 뇌하수체는 시상하부의 명령을 받아 성선 자극 호르몬을 분비한다. 성선 자극 호르몬에는 난포 자극 호르몬(FSH)과 황체 형성 호르몬(LH)이 있다. 이 성선 자극 호르몬이 혈액을 타고 난소로 이동하고 난소를 자극해 에스트로겐과 프로게스테론이 분비된다.

두 종류의 여성 호르몬이
여성의 몸을 컨트롤

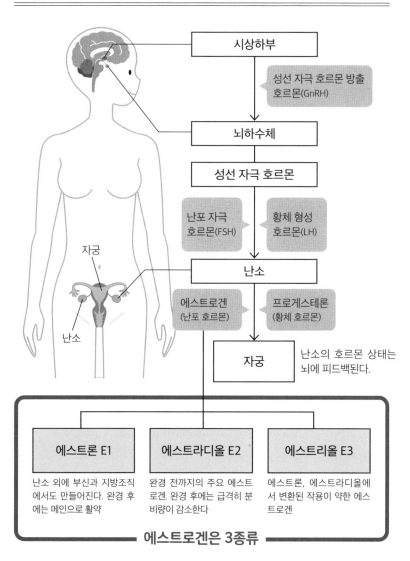

시상하부

성선 자극 호르몬 방출 호르몬(GnRH)

뇌하수체

성선 자극 호르몬

난포 자극 호르몬(FSH)

황체 형성 호르몬(LH)

자궁

난소

난소

에스트로겐 (난포 호르몬)

프로게스테론 (황체 호르몬)

자궁

난소의 호르몬 상태는 뇌에 피드백된다.

에스트론 E1

난소 외에 부신과 지방조직에서도 만들어진다. 완경 후에는 메인으로 활약

에스트라디올 E2

완경 전까지의 주요 에스트로겐. 완경 후에는 급격히 분비량이 감소한다

에스트리올 E3

에스트론, 에스트라디올에서 변환된 작용이 약한 에스트로겐

━ 에스트로겐은 3종류 ━

31

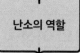

임신에 대비하는 에스트로겐
임신을 지속시키는 프로게스테론

갱년기를 맞으면 난소 기능이 저하된다

호르몬 분비에는 피드백 기능이 있다. 난소에서 분비된 에스트로겐과 프로게스테론은 혈액을 타고 뇌에 도달한다. 시상하부는 그것을 포착해 뇌하수체에 여성 호르몬의 양을 조절하라고 명령한다.

그 명령을 받은 뇌하수체는 호르몬의 양이 많은 경우에는 '이미 충분하니 줄이자'라고 판단해 분비 명령을 삼가고, 양이 적으면 '더 분비하라'라고 명령을 보낸다. 이렇게 하여 월경 주기가 유지된다.

30대까지는 시상하부의 명령을 받은 난소가 필요한 양의 여성 호르몬을 순조롭게 분비한다. 하지만 40대에 들어서면 난소의 기능이 떨어져 에스트로겐을 만들지 못하게 된다. 난소를 40년짜리 장기라고 하는 것은 이 때문이다.

그런 난소의 변화와 무관하게 시상하부는 에스트로겐 분비를 촉진하도록 명령을 내리지만 난소는 전혀 응하지 않는다. 그러다

갱년기에는 뇌에서 난소로 내리는 명령에 오류가 생긴다

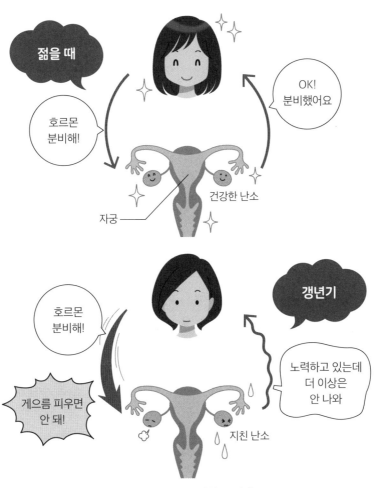

계속 명령하는데 난소가 노화되어 호르몬을 분비할 수 없다!
이러한 패닉 상태가 시상하부에 영향을 미쳐 온몸의 자율신경이 오작동을 일으키고
몸의 불편한 증상으로 나타나는 것이다.

시상하부의 기능도 저하되면서 결국 심신에 여러 가지 불편한 증상들이 나타나는 것이다.

갱년기가 되면 우리 몸 안에서 이런 일들이 벌어지는 것이다. 에스트로겐은 자궁에 작용하여 자궁 내막을 두껍게 만들고 수정란의 착상을 도와 임신에 대비한다. 젖가슴을 키우고 둥그런 몸매를 만들며 피부를 촉촉하게 하고 머리카락을 풍성하게 만드는 등 여성스러움에 관여하는 호르몬이다.

뼈와 혈관을 튼튼하게 유지하는 등 건강 면에서도 많은 혜택을 준다. 일반적으로 여성 호르몬의 장점을 강조할 때는 에스트로겐을 의미한다.

한편 프로게스테론은 임신을 돕고 임신한 후에 임신을 지속시키는 호르몬이다. 배란 후에만 분비되며 에스트로겐으로 인해 두꺼워진 자궁내막을 수정란이 쉽게 착상하고 자라는 상태로 조정한다.

체온을 올리는 한편 부종이나 변비, 거친 피부 등 PMS(월경 전 증후군)의 원인이 되기도 한다. 여성의 월경 주기에 따른 심신의 변화는 이 두 호르몬의 영향을 받기 때문이다.

40대 후반부터는 임신 기능이 종료되는 방향으로 몸이 변해 간다고 할 수 있다.

착각하기 쉬운
다른 질병

다른 질병과 구별하는 것이 중요

갑상선 질환으로 오해하기 쉬우므로 주의할 것

갱년기 증상은 몸, 마음, 외모에 다양한 형태로 나타난다. 다만 그 증상이 정말 갱년기에 의한 것인지 아니면 다른 질병에 의한 것인지 좀처럼 분간하기 어려운 경우가 종종 있다. 따라서 이 나잇대는 매년 건강검진을 빠뜨리지 않고 하는 것이 특히 중요하다.

대표적인 예가 '갑상선 질환'이다. 갑상선 호르몬이 과도하게 분비되는 바세도우병의 증상에는 안면홍조, 이상 발한, 가슴 두근거림 등이 있다. 갑상선 기능이 저하되는 하시모토병의 증상에는 기분 저하, 무기력, 냉증, 피부 건조 등이 있다. 두 질병의 증상 모두 갱년기 증상과 매우 비슷하므로 구별하기 쉽지 않다.

심장 질환이라 생각했는데 갱년기 증상 중 하나인 가슴 두근거림인 경우도 있다. 몸 상태가 좋지 않다고 느껴지면 산부인과 진료를 받자. 중대한 질병이 숨어 있는 경우에는 조기 발견으로 이어질 테고, 갱년기로 진단되면 치료를 받아 증상을 경감시킬 수 있다.

갱년기 장애로 착각하기 쉬운 질병

흔한 갱년기 증상		착각하기 쉬운 질병
부정 출혈	⟺	자궁암
땀이 멈추지 않는다 살이 빠진다	⟺	갑상선 기능 항진증 (바세도우병 등)
나른함, 냉증, 가는 모발 살이 찐다, 무기력	⟺	갑상선 기능 저하증 (하시모토병 등)
안면홍조, 열감	⟺	약의 부작용
가슴 두근거림	⟺	빈혈, 심장질환 갑상선 기능 항진증
현기증	⟺	메니에르 병 뇌질환
두통	⟺	고혈압
우울감, 짜증	⟺	우울증
관절 통증, 부종	⟺	류마티스 관절염, 쇼그렌 증후군

셀프 체크

갱년기 지수로 자신의 상태를
수치화하여 파악한다

증상 수준을 4단계로 진단

갱년기로 인해 산부인과 진찰을 받아야 할지 말지를 판단할 때 도움을 주는 것이 갱년기 지수(SMI)이다. (→P.38) 갱년기 지수는 산부인과에서도 문진이나 효과 판정에 많이 사용된다.

증상의 강도가 4단계로 되어 있어 자신이 해당하는 곳을 체크해 합계점을 내면 된다. 간단히 할 수 있으니 꼭 해보기 바란다. 50점 이상이면 일단 산부인과 진료를 받고 상담해 보는 것이 좋겠다.

일반적으로 떠올리는 갱년기 증상 외에도 확인해야 할 것이 '수족 냉증'과 '수면 문제'이다. 이런 증상을 심하게 느낄 때도 산부인과 진찰을 받아 보기 바란다.

또한 갱년기 지수는 셀프케어나 치료 효과를 측정하는 척도로도 활용할 수 있다. 3개월에 한 번 등 정기적으로 체크함으로써 증상의 개선과 악화를 확인할 수 있다.

몸 상태가 나쁜 단계를 알 수 있다!
갱년기 지수 체크 리스트

증상	강	중	약	없음	점수
1 얼굴이 화끈거린다.	10	6	3	0	
2 땀을 많이 흘린다.	10	6	3	0	
3 허리나 손발이 차다.	14	9	5	0	
4 숨이 차거나 가슴이 두근거린다.	12	8	4	0	
5 잠을 못 자거나 얕은 잠을 잔다.	14	9	5	0	
6 화를 잘 내거나 쉽게 짜증이 난다.	12	8	4	0	
7 걱정이 많아지거나 우울하다.	7	5	3	0	
8 두통, 어지럼증, 구역질이 자주 난다.	7	5	3	0	
9 쉽게 피곤하다.	7	4	2	0	
10 어깨 결림, 요통, 손발 통증이 있다.	7	5	3	0	
			합계		

강도의 기준

강 = 일상생활에 지장이 있을 정도로 괴롭다.
중 = 참을 수 없는 것은 아니지만 뭔가 방법을 찾고 싶은 수준.
약 = 증상은 있지만 참을 수 있는 정도.
없음 = 거의 느낀 적이 없다.

0~25점 … 갱년기를 잘 보내고 있다.
26~50점 … 식생활과 적당한 운동에 신경 써 무리없는 생활을 한다.
51~65점 … 의사의 생활지도, 상담, 약물요법이 필요하다.
66~80점 … 6개월 이상의 장기적인 치료계획이 필요한 단계이다.
81~100점 … 정밀검사로 방침을 정하고 장기적인 치료가 필요하다.

난소 기능의
저하

난소 기능은 40년이면 종료
그 후에는 조용히 존재하는 장기

한정된 기간만 일하는 '임신을 위한 장기'

여성 호르몬이 여성의 일생에 미치는 영향을 고려하면 여성성이 가장 높은 장기는 자궁보다 난소라고 할 수 있다. 초경을 맞는 사춘기부터 완경 때까지 약 40년이라는 한정된 기간에만 일하는 장기가 난소다.

난소는 좌우의 난관 아래에 있으며 난소 인대로 자궁과 연결되어 있다. 갓 태어난 신생아의 난소 안에는 200만 개나 되는 원시난포가 들어있다.

사춘기가 되어 초경을 맞게 되면 난포가 발육해 성숙 난포가 되고 매달 1개의 난자가 난소 안쪽 벽에서 밖으로 나온다. 이것이 배란이다.

배란된 난자는 난관을 통해 자궁으로 이동한다. 난관 안에서 질을 통해 들어온 정자와 만나면 수정이 이루어져 수정란이 되고 착상하여 임신에 이르게 된다.

임신이 이루어지지 않으면 한 달 동안 두꺼워진 자궁 내막이 월경 시에 경혈이 되어 떨어져 나온다. 난소는 초경이 시작되기 전까지는 거의 기능을 하지 않는다. 그러나 난자는 나이가 들면서 조금씩 줄어들어 사춘기에는 약 10분의 1인 20만 개까지 감소하고 매달 월경에 의해서도 조금씩 상실된다.

35세 무렵에는 약 2만 5000개가 되고 나이가 들면서 점점 감소해 완경 시에는 1000개 정도가 된다. 난자는 나이가 들면 개수도 줄고 질도 떨어진다.

사실 배란으로 인한 충격은 난소에 상당한 손상을 준다. 창호지를 향해 던진 테니스공이 창호지를 찢고 날아가는 모습을 상상해보라. 배란 시의 난소에는 이 정도의 충격이 가해진다. 매달 크게 상처를 입는 것과 같다고 할 수 있다.

난소 기능은 개인차가 크므로 일률적으로 말할 수 없지만, 다른 장기보다 노화가 빠르고 기능 저하가 수면 밑에서 조금씩 진행된다. 난자의 노화로 인해 30대 중반에는 임신하기 어렵다는 징후가 나타나기 시작하고 35세 이후에는 임신 가능성이 떨어지기 시작한다. 40세 이후에 임신 자체가 쉽지 않은 것은 이 때문이다.

또한 여성 호르몬인 에스트로겐과 프로게스테론은 난소 기능이 저하되면서 분비량도 함께 감소한다. 특히 에스트로겐의 양이 줄어들면 외형적으로도 서서히 노화가 시작된다.

월경이 불순해지다가 완경이 되면 난소 기능은 완전히 종료된다. 그 후 난소는 몸 안에서 아무런 작용을 하지 않고 조용히 지내며 크기가 점점 줄어든다.

이와 같은 난소의 변화는 자연스러운 현상이므로 나이가 들면서 기능이 저하되는 것은 아무 문제가 아니다. 다만 체내에서 이러한 변화가 자신도 모르게 일어나고 있다는 것은 알아두는 것이 좋다.

참고로 임신을 위해 난소 기능을 조사하는 검사가 있다. 혈액검사로 AMH(항뮬러관 호르몬) 수치를 조사하는 것인데, 산부인과에서 검사받을 수 있다.

AMH는 발육 중인 난포에서 분비되는 호르몬으로, 수치가 높을수록 난소 내에 난자가 많이 남아 있다는 뜻이다. 난소 연령 검사라고도 하는데, 나이가 들수록 AMH 수치가 떨어진다.

하지만 이는 어디까지나 난자의 수를 예측하는 지표일 뿐 난자의 질까지는 알 수 없다. 따라서 산부인과학회에서 권장하고 있는 것은 아니지만 그 외에 달리 임신 가능성에 대해 알 방법이 없는 것도 현실이다.

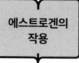

여성스러움과 젊음을 돕는 역할

완경은 에스트로겐에 좌우되지 않는 '새출발'의 시기

에스트로겐은 풍만한 가슴과 잘록한 허리, 주름 없이 촉촉하고 아름다운 피부, 윤기나는 모발 등 아름다움과 젊음을 유지하는 여성을 위한 호르몬이다.

에스트로겐은 콜라겐 생산을 촉진해 피부 탄력을 유지하는 한편 수분도 축적해 준다. 윤이 나고 탄력 있는 피부는 에스트로겐 덕분이라고 해도 과언이 아니다.

또한 모발의 굵기와 밀도를 유지해 주는 것도 에스트로겐의 역할이다. 갱년기 이후 머리숱이 줄어들어 탈모가 신경 쓰이는 이유는 에스트로겐의 양이 급격히 감소하기 때문이다. 출산 후에도 이와 비슷한 변화를 경험하는 경우가 많다.

에스트로겐은 건강 측면에서도 여성의 몸을 지켜준다. 우선 콜레스테롤 수치를 낮춘다. 에스트로겐이라는 호르몬은 콜레스테롤을 재료로 하여 만들어진다.

난소가 에스트로겐을 분비하는 동안에는 재료인 콜레스테롤이 사용되므로 콜레스테롤 수치를 낮게 억제할 수 있다. 남는 콜레스테롤이 없으니 비만 예방에도 도움이 된다.

에스트로겐은 나쁜 저밀도 콜레스테롤(LDL)을 줄이고 좋은 고밀도 콜레스테롤(HDL)을 늘려 콜레스테롤 수치를 적정하게 유지한다.

혈관과 관절을 유연하게 유지하는 콜라겐의 생산을 촉진하는 것도 에스트로겐의 역할이다. 에스트로겐이 있는 동안에는 혈관과 관절이 부드럽고 탄력성 있어 동맥경화와 관절통을 막아준다.

또한 에스트로겐에는 뼈를 강하게 유지하는 기능도 있다. 뼈를 파괴하고 다시 만드는 사이클을 균형 있게 유지하는 작용을 한다.

게다가 에스트로겐은 정신 안정에도 관여한다. 에스트로겐이 충분히 분비되면 자율 신경이 안정되고, 심신을 편안하게 해주는 부교감 신경이 우세해진다.

스트레스를 받았을 때 마음을 진정시키는 뇌내 물질로는 세로토닌이 있다. 세로토닌은 신체 리듬을 조절하고 불면증 해소에 도움을 준다. 이러한 세로토닌의 분비량은 에스트로겐 분비량과 연동되는 것으로 알려져 있으며 에스트로겐이 풍부한 동안에는 안정된 기분을 갖기 쉽다.

에스트로겐은 뇌에도 작용하여 기억력을 비롯한 뇌의 기능을 유지시킨다. 인지 기능과 관련된 아세틸콜린, 의욕과 관련된 도파

민, 의욕을 촉진하는 노르아드레날린 등의 신경전달물질은 에스트로겐이 많은 기간에 분비량이 많아진다고 알려져 있으며, 집중력이 향상되거나 머리가 맑아져 창의적인 발상을 하게 되기도 한다.

이처럼 에스트로겐은 외모뿐만 아니라 내면을 포함한 여성의 몸과 마음을 전면적으로 지원해 주는 존재이므로 완경이 되는 갱년기를 "여자로서 끝나버리는 것 같아 슬프다"며 부정적으로 보는 사람도 적지 않다.

물론 완경되고 난소 기능이 종료되어 월경이 끊어지면 에스트로겐의 도움은 받을 수 없게 되지만, 동시에 여성 호르몬의 변화에 동요되지 않는다는 장점도 있다.

월경이 있을 때는 에스트로겐의 업다운에 따라 컨디션이 좌우되어 같은 일을 해도 생각대로 결과가 나오지 않는 경우가 있다.

하지만 완경 이후는 파도가 없는 잔잔한 상태다. 업다운되던 월경 주기로부터 해방되어 차분히 여러 가지 일을 할 수 있고 안정적으로 결과를 낼 수 있는 '새출발(리스타트)'의 시기이다.

에스트로겐의 도움이 사라지는 것을 자연스러운 몸의 변화로 받아들이면 인생의 다음 단계를 긍정적으로 맞이할 수 있다.

여성의 아름다움과 건강을 지키는 에스트로겐의 주요 작용

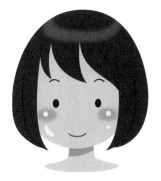

뇌의 기능을
유지한다.

머리카락의 윤기를
유지한다.

피부의 촉촉함을
유지한다.

난포를 기른다.

자율 신경을
안정시킨다.

자궁 내막을 두껍게 하여
임신에 대비한다.

뼈를 튼튼하게
유지한다.

혈관과 관절을
유연하게 한다.

동맥 경화를
예방한다.

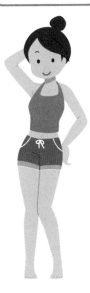

여성스러운 몸을
만든다.

대사를 촉진하여
비만을 예방한다.

나쁜 콜레스테롤을 줄이고
좋은 콜레스테롤을 늘린다.

45

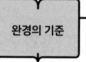

여성 호르몬 수치를 체크하자

FSH가 높아지면 완경 임박

완경 시기는 어느 정도 예측할 수 있다. 첫 번째 방법은 산부인과에서 혈액 검사를 받아 E2와 FSH 두 종류의 호르몬 수치를 조사하는 것이다.

E2는 에스트로겐 중에서 가장 강하게 작용하는 호르몬으로 '에스트라디올'이라고 부른다. FSH는 '난포 자극 호르몬'을 말하며 뇌하수체에서 분비되는 성선 자극 호르몬이다. 이는 여성 호르몬을 나오게 하는 방아쇠 역할을 한다(→P.31).

월경이 순조로운 성 성숙기에는 작은 힘으로 방아쇠를 당겨도 많은 여성 호르몬이 분비되지만 갱년기 이후에는 몇 배의 힘으로 방아쇠를 당겨도 소량의 호르몬만 나온다.

나이가 들면서 E2 수치가 낮아지고 FSH 수치가 높아지는 것은 완경이 다가오고 있다는 주요 징후이다.

다만 E2의 수치는 오르락내리락하는 경향이 있으므로 완경의 정

40대 중반 이후에는
에스트로겐이 급감한다

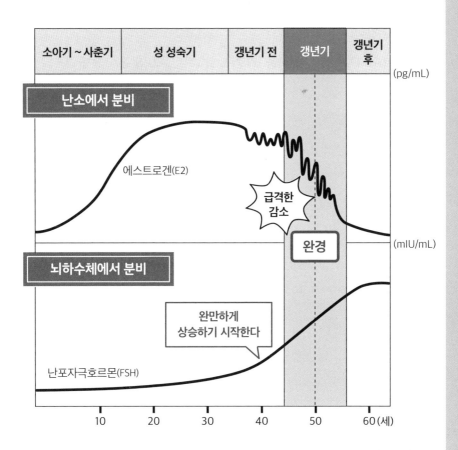

| 소아기 ~ 사춘기 | 성 성숙기 | 갱년기 전 | 갱년기 | 갱년기 후 |

난소에서 분비

에스트로겐(E2)

급격한 감소

완경

뇌하수체에서 분비

완만하게 상승하기 시작한다

난포자극호르몬(FSH)

(pg/mL)

(mIU/mL)

10   20   30   40   50   60 (세)

호르몬 분비량 자체가 몸에 영향을 미치는 것이 아니라 분비량이 급격히 변함으로써 몸 상태가 나빠지는 것이다.

확한 시기를 예측하기는 어렵다.

대체로 E2가 10pg/mL 이하이고 FSH가 40mlU/mL 이상인 경우에 완경이라고 진단한다(검사 시약에 따라 수치는 달라질 수 있다). 또 다른 방법은 기초 체온을 통해 여성 호르몬의 기능을 파악하는 것이다.

기초 체온이란 하루 중 가장 낮은 체온, 즉 잠자는 동안의 체온을 말한다. 생명 유지에 필요한 최소한의 에너지를 소비할 때의 체온으로 아침에 잠에서 깨 이불 속에서 측정하는 것이 일반적이다.

소수점 2자리까지 측정할 수 있는 미세한 눈금의 기초체온계를 사용하여 입안에서 측정한다. 기초 체온을 측정해 그래프로 만들면 여성 호르몬이 제대로 분비되고 있는지 직접 확인할 수 있다.

여성의 기초 체온은 '저온기'와 '고온기'로 나누어진다. 여성의 몸은 배란 후 프로게스테론(황체호르몬)의 분비에 따라 체온이 조금 상승한다.

기초 체온을 계속 측정하면 저온기에서 고온기로 이행되는 것을 확인할 수 있고 배란이 일어났는지 알 수 있다.

갱년기에 들어서면 확실하게 2가지 형태로 나누어져 있던 패턴이 평평해지면서 저온기와 고온기의 구별이 어려워진다. 배란이 없으면 체온이 오르지 않고 저온기만 계속된다. 출혈이 확인되지 않는 기간이 12달 동안 지속되면 완경으로 간주한다.

완경 여부는 여성 호르몬 수치와 기초 체온으로 알 수 있다

여성 호르몬 수치

갱년기에는 난포 자극 호르몬이 40~160(mIU/mL) 정도까지 상승. 반면 에스트로겐은 서서히 감소해 최종적으로는 10(pg/mL) 정도가 된다. 혈액검사에서 이 수치를 측정한다.

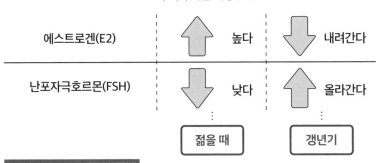

에스트로겐(E2) 높다 / 내려간다

난포자극호르몬(FSH) 낮다 / 올라간다

젊을 때 / 갱년기

기초 체온

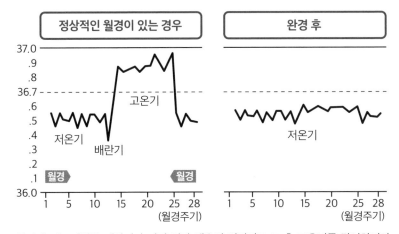

정상적인 월경이 있는 경우

37.0
.9
.8
36.7
.6
.5
.4
.3
.2
.1
36.0

고온기
저온기
배란기
월경 / 월경
1 5 10 15 20 25 28
(월경주기)

완경 후

저온기
1 5 10 15 20 25 28
(월경주기)

월경이 있는 사람은 배란기가 되면 일단 체온이 떨어지고 그 후 고온기를 맞이하지만(왼쪽 그림), 완경되면 배란이 없기 때문에 체온이 오르지 않고 저온기가 계속된다(오른쪽 그림).

완경이 다가오면 다양한 증상이 한꺼번에 몰려온다

완경 전후의 주요 트러블

지금까지 말한 바와 같이 갱년기란 '임신 가능한 시기'에서 '임신 불가능한 시기'로의 이행기라고 할 수 있다.

요즘에는 완경 전후 10년간에 대해 국제적으로 갱년기라는 말을 사용하지 않고 '완경이행기(또는 주폐경기, 폐경이 시작되기 전 단계-옮긴이)'와 '완경 후'로 구분하는 개념이 일반적이다.

완경이행기의 시작을 알리는 가장 알기 쉬운 징후는 월경 불순이다. 이전까지 순조롭던 월경 주기가 불규칙해지기 시작했을 때로 간주한다.

난소 기능이 완전히 멈추는 완경 전후로는 심신에 다양한 불편함이 나타나며 그 종류가 200개 이상이라고도 한다. 증상에는 개인차가 있는데, 다양한 증상이 완경을 즈음하여 한꺼번에 밀려든다.

완경 전후에 나타나는 주요 증상

혈관 운동 신경계 증상
안면홍조, 열감, 이상 발한,
가슴 두근거림, 냉증, 숨가쁨

운동계 증상
어깨 결림, 요통,
돌발성 요통, 관절통

비뇨기 · 생식기계 증상
월경 이상, 요실금, 빈뇨,
외음부 소양증, 골반장기탈출증,
성교통

정신 신경계 증상
두통, 불면증, 우울증, 어지럼증,
이명, 건망증

소화기계 증상
식욕 부진, 체기, 설사, 변비,
복부 팽만감, 위통

피부 · 분비계 증상
피부 · 점막 건조증, 구강건조증,
안구건조증, 습진

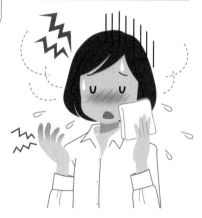

◆ 혈관 운동 신경계 증상

혈관을 수축 · 확장시켜 체온을 조절하는 자율신경에 이상이 생겨 일어나는 신체적 불편함을 말한다. 대표적인 증상이 안면홍조다. 발바닥이 뜨거워지는 경우도 있다.

반대로 혈관이 너무 수축해서 몸이 차가워지는 경우도 있다. 갑자기 가슴이 답답해지거나 심장 박동이 빨라지는 가슴 두근거림 · 숨가쁨 등의 증상도 나타난다.

◆ 비뇨기 · 생식기계 증상

생리 이상이나 부정출혈, 요실금이나 빈뇨 등의 문제를 말한다.

에스트로겐 분비량이 줄면서 질 점막이 약해져 분비물이 줄어들면 질이나 외음부에 세균이 쉽게 번식해 염증이 생기거나 가려움증과 냉대하증이 생기기도 한다.

질 건조로 인한 성교통을 호소하는 경우도 있다. 또한 완경 전후에 에스트로겐이 감소하면 골반저근이 약해져 요실금이 생기기 쉽다.

요실금에는 기침이나 재채기처럼 배에 힘을 주었을 때 새어 나오는 '복압성 요실금'과 갑자기 강한 요의를 느껴 화장실에 도착하기 전에 새어 버리는 '절박성 요실금'이 있다. 완경 전후 많이 나타나는 것은 두 증상을 다 가진 '혼합형 요실금'이다.

그 외 골반 내의 장기가 아래로 내려가 질을 통해 밖으로 나오는

'골반장기탈출증'을 호소하는 경우도 늘어난다(→제6장).

부정출혈이란 월경이 아닐 때 나타나는 출혈을 말하는데, 호르몬 균형의 이상으로 인한 것이 많으며 난소 기능의 저하를 나타낸다. 단 하복부 통증이 심하다, 출혈이 많다, 생리혈에 덩어리가 많다, 8일 이상 출혈이 계속된다, 배뇨장애가 있다, 복부에 응어리 같은 것이 있다면 자궁경부암·자궁체부암, 자궁근종, 자궁내막증 등의 질병이 숨어 있을 수 있으므로 반드시 진료를 받는 것이 좋다.

◆ 피부·분비계 증상

피부와 점막의 건조, 습진, 구강건조증, 안구건조증 등이 있다. 에스트로겐은 피부와 점막의 촉촉함과 탄력을 유지하는 콜라겐 생산을 촉진한다. 에스트로겐 감소로 인해 콜라겐 생성이 어려워지면 온몸이 건조해지기 쉽다. 피부, 눈, 질과 외음부 등이 건조해져 가렵거나 쉽게 상처를 입게 된다.

또한 양쪽 뺨에 좌우 대칭으로 생기는 연갈색 얼룩을 간반이라고 하는데, 호르몬 밸런스의 이상으로 생긴다. 일반적으로 완경과 함께 옅어지거나 사라지는 경향이 있다.

에스트로겐 감소로 자율신경의 균형이 깨지면 침 분비량도 줄어 목이 마르거나 음식을 삼키기 어려워진다. 드물게는 난치병인 쇼그렌 증후군일 가능성도 있으므로 증상이 신경 쓰인다면 의사와 상담하자.

◆ 운동계 증상

어깨 결림이나 요통, 돌발성 요통이나 관절통 등이 생긴다.

관절의 움직임을 부드럽게 하는 윤활액에는 콜라겐이 포함되어 있다. 완경 전후에 콜라겐 생성이 어려워지면서 어깨, 허리, 무릎 등 관절의 기능이 나빠지고 통증이 생긴다.

에스트로겐은 관절이나 힘줄 등을 덮고 있는 활막에 작용하여 가동 영역을 유지한다. 완경 전후에 에스트로겐이 감소하면 손가락 경직을 느끼게 된다.

또한 에스트로겐에는 골밀도를 유지하는 기능이 있어 완경 전후부터 여성의 골밀도가 급격히 떨어진다. 골밀도가 떨어지면 뼈가 약해지고 통증이나 변형이 생기기 쉽다.

이 시기에는 손가락 통증이나 변형이 제1관절에 일어나는 '헤버든 결절'이나 제2관절에 일어나는 '부샤르 결절' 등의 질환도 나타나는데, 에쿠올(Equol) 보충제(→P. 90)를 섭취하면 악화를 다소 막을 수 있다.

◆ 정신 신경계 증상

두통, 불면, 우울증, 현기증이나 이명, 건망증 등이 생긴다.

완경 전후 불면증은 야간에 화끈거림이나 이상 발한과 같은 혈관 운동 신경계 증상이 일어나거나 에스트로겐의 감소로 멜라토닌이라는 수면 관련 물질의 분비량이 줄어드는 것이 원인이라 할 수 있다. (→제2장).

또한 에스트로겐이 감소함에 따라 자율신경의 균형이 깨지면 행복감을 주는 뇌내 물질의 분비가 저하되어 기분이 침체되기 쉽다(→P.60)

에스트로겐에는 뇌의 혈류를 늘리거나 뇌를 활성화하는 아세틸콜린이라는 신경전달물질의 합성을 촉진하는 작용이 있다. 따라서 에스트로겐이 감소하는 이 시기에는 많은 사람이 건망증이나 기억력 저하를 느낀다.

다만 드물게 치매 초기 증상일 가능성도 있으므로 일상생활에 지장이 생길 때는 빨리 전문의의 진찰을 받는 것이 좋다.

에스트로겐이 감소하면 귓속에 있는 탄산칼슘으로 이루어진 이석이 깎여나간다. 제대로 배열되어 있던 이석이 느슨해지면 현기증이 일어나기 쉽다.

◆ 소화기계 증상

식욕부진이나 체기, 설사와 변비, 복부팽만감, 위통 등의 위장장애는 에스트로겐 분비량이 줄어들고 자율신경에 혼란이 생기면 발생한다. 다만 나이가 들면 위장의 기능이 약해지고 소화력도 떨어지므로 소화기계 증상이 일어나는 원인은 다양하다.

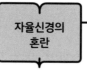

뇌의 시상하부 혼란으로
여러 가지 문제가 생긴다

호르몬 균형과 자율신경의 밀접한 관계

갱년기 증상은 에스트로겐의 감소뿐만 아니라 자율신경의 작용과도 깊이 관련되어 있다. 자율신경이란 호흡, 체온 유지, 소화 기능 등 자신의 의사와 상관없이 활동하며 몸을 유지하기 위한 기능 중 하나이다.

손을 들거나 다리를 뻗는 것은 자유롭게 할 수 있지만 심장의 움직임을 멈추거나 체온을 낮추는 것은 자신의 의지대로 할 수 없다. 이것들을 컨트롤하는 것이 자율신경이다. 자율신경에는 교감신경과 부교감신경이 있으며 상반된 작용을 한다.

교감신경은 '투쟁'하거나 '도주'할 때, 즉 목숨을 건 상태일 때 우위가 된다. 우위가 되면 호흡이 거칠어지고 혈관은 수축해 혈압이 오르고 심박수도 높아진다.

반면 부교감신경이 우위가 되는 것은 휴식 모드일 때. 호흡이 편안하고 혈관은 확장되어 혈류가 좋아지며 혈압이 떨어지고 심박수

여성 호르몬의 혼란이
자율신경에 영향을 준다

	교감신경이 우위	부교감신경이 우위
심신	긴장	릴랙스
동공	확대된다	축소된다
타액	감소한다	증가한다
심장(심박)	빨라진다	느려진다
폐(기관지)	확장된다	좁아진다
간	글리코겐이 분해된다	글리코겐이 합성된다
위장	소화를 억제한다	소화를 촉진한다
방광	소변을 모은다	소변을 내보낸다
혈관	수축된다	확장된다
혈압	높아진다	낮아진다
땀샘	발한 촉진	작용 없음

도 낮고 식욕도 왕성해진다.

이 자율신경을 조종하는 것이 뇌 속의 시상하부라는 곳이다. 시상하부는 호르몬 분비도 통제한다(→P.30). 또한 바이러스 감염에 저항하는 면역도 시상하부의 통제하에 있다.

이처럼 시상하부는 자율신경, 호르몬, 면역의 3가지 기능을 통제하는 중요한 장소다. 시상하부는 이러한 기능을 능숙하게 컨트롤하면서 컨디션을 유지해 인체의 호메오스타시스*(Homeostasis, 항상성)를 유지한다.

그런데 갱년기가 되면 호르몬 분비 조절이 잘 되지 않는다. 난소의 기능이 저하되어 시상하부의 명령에 응할 수 없기 때문이다.

시상하부가 여러 번 '여성 호르몬을 분비하라'고 명령해도 난소는 응하지 않는다. 그로 인해 시상하부가 혼란을 겪게 되고 아울러 시상하부의 통제하에 있는 자율신경에도 영향을 미친다.

이것이 에스트로겐의 감소로 인해 자율신경의 균형이 깨지는 메커니즘이다. 그 결과 다양한 전신증상이 나타난다.

자율신경은 시상하부의 명령에 따라 혈관 주위에 있는 평활근을 조절하여 혈관을 확장하거나 수축시켜 체온을 유지한다. 더울 때는 혈관을 확장해 체온을 낮추고 추울 때는 혈관을 수축시켜 체

---

* 호메오스타시스(항상성) : 외부 환경과 생물체내의 변화에 대응하여 체내 환경을 일정하게 유지하려는 현상.

온이 뺏기지 않도록 한다.

그러나 자율신경에 혼란이 오면 덥지 않을 때도 혈관을 확장하거나 땀을 흘리게 된다. 이것이 '열감(핫 플래시)'이다. 반대로 냉증이라는 증상은 혈관이 수축해 혈액의 흐름이 나빠진 탓에 전신의 체온을 제어할 수 없어 발생한다.

갑작스러운 가슴 두근거림 역시 자율신경과 관련이 있다. 달리기할 때 심장이 두근거리는 것은 혈액 속의 산소를 근육에 많이 전달하려고 심장 박동 횟수를 늘리기 때문이다.

갱년기에는 자율신경의 기능에 혼란이 와 심장의 맥박수가 몸의 동작과 어긋나게 되기도 한다. 몸은 정지해 있는데 심장이 쿵쾅쿵쾅 맥박쳐 가슴 두근거림이 생긴다.

그 외 갱년기에 발생하기 쉬운 권태감, 두통, 메스꺼움 등도 대부분은 자율신경의 혼란이 원인이다.

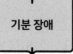

갱년기 우울증은 산부인과로

50세 전후라면 에스트로겐 감소로 인한 우울증이다

완경 전후의 대표적인 정신 신경계 증상이 우울 상태이다. 기분이 가라앉고, 외출이 귀찮고, 옷차림이나 청결에 신경 쓰지 않고, 무기력·무감동한 것이 특징이다.

행복감을 주는 뇌내 물질에 '세로토닌'이 있는데, 세로토닌과 에스트로겐은 서로 연동되어 에스트로겐 수치가 높을 때는 세로토닌 수치도 높아진다.

자율신경 측면에서 보더라도 에스트로겐이 있는 상태에서는 부교감신경이 우위가 되어 릴랙스하기 쉽다고 한다.

완경 전후 에스트로겐이 감소됨에 따라 세로토닌도 줄어드는데, 또 다른 여성 호르몬인 프로게스테론 역시 줄어들게 된다. 프로게스테론은 항불안 작용을 한다.

이처럼 완경 전후에는 에스트로겐과 프로게스테론이 모두 줄어들어 우울과 불안감을 느끼기 쉬워지는 데다 심신의 긴장을 풀어 주는 부교감신경이 우위가 되기 어려운 탓에 기분 장애 증상이 쉽게 나타난다.

여성의 나이 50세 전후는 인생의 전환점에 해당한다. 자녀의 독립이나 부모와의 사별, 경력 변화나 중단 등 인생에서 뭔가 상실을 체험하는 사람이 많다.

여성 호르몬의 감소로 인한 기분 장애와 상실 체험이 결합해 갱년기 우울증이 생긴다고 볼 수 있다.

우울증과 동시에 어깨 결림이나 안면홍조, 전신 권태감, 두통, 피로감, 짜증 등이 동반되는 경우, HRT(호르몬 대체 요법) 등의 산부인과 치료가 도움이 되기도 한다(→제4장).

이 경우 수면 장애나 이상 발한과도 관계가 있으며, 이 중 하나가 개선되면 다른 증상도 개선되기 쉽다.

한편 정신과에서 치료하는 우울증의 신체 증상으로는 수면 장애, 체중 감소, 식욕 부진, 미각 장애, 강한 불안감, 초조, 흥분, 분노 등이 있다.

이를 구분하기란 쉽지 않은데, 50세 전후라면 우선 산부인과 진료를 받고 6개월 정도 치료해보자. 그래도 개선되지 않으면 우울증일 가능성을 고려해 정신과에서 진찰을 받는 것도 선택지 중 하나이다.

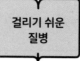

에스트로겐 감소에 따라
증가하는 질병의 발병 위험

갱년기를 맞아 처음 겪는 증상에 주의

여성은 여성 호르몬의 상태에 따라 걸리기 쉬운 질병이 달라진다. 갱년기 전의 여성이 남성보다 생활습관병에 잘 걸리지 않는 것은 에스트로겐의 보호를 받고 있기 때문이다.

에스트로겐의 혜택을 받지 못하게 되는 갱년기 이후에는 다양한 질병의 위험이 커진다. 특히 이상지질혈증(혈중에 총 콜레스테롤, LDL 콜레스테롤, 중성지방이 증가된 상태거나 HDL 콜레스테롤이 감소된 상태)이나 당뇨병 등의 생활습관병, 자궁체부암, 유방암, 골다공증, 비뇨기 · 생식기의 위축 증상 등이 대표적이다.

이상 발한이나 안면홍조는 갱년기의 대표적인 증상인데, 갱년기 장애로 판단하기 위해서는 이 연령대의 여성이 걸리기 쉬운 질병이 아님을 확인해야 한다. 갑상선 질환이나 메니에르병, 정신질환 등이 아니라는 것을 확인한 후에야 비로소 갱년기 장애라는 진단을 내릴 수 있다. 일상생활에 지장을 준다고 느낄 때는 치료를 권장한다.

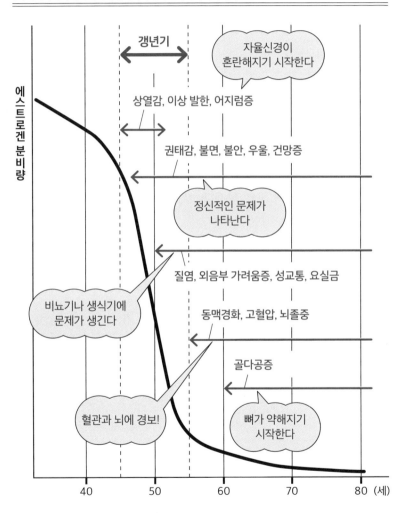

완경이 지난 무렵부터 신체 컨디션에도 계속해서 변화가 나타난다. 상태가 좋지 않다고 느끼면 우선 산부인과 상담을 하자.

갱년기 증상과 비슷한 증상에 주의! 중대한 질병을 놓치지 말자

하시모토병, 바세도우병, 류머티스 관절염, 쇼그렌 증후군

갱년기 증상과 비슷한 증상을 가진 질병에는 갑상선 질환이 있다. 갑상선은 울대뼈 바로 아래에 있으며 나비가 날개를 펼친 듯한 모양을 한 장기이다.

갑상선에서 분비되는 갑상선 호르몬은 근육의 유지·강화, 신진대사 촉진, 체온조절, 지질대사를 올려 콜레스테롤 수치 낮추기, 당대사 촉진, 뼈 강화 등 주로 신체 대사를 조정하는 역할을 한다.

나이가 들면서 갑상선 기능이 저하되는데, 정확히 갱년기에 접어들 즈음부터 이상이 나타난다. 주요 갑상선 질환에는 갑상선 호르몬이 부족한 '하시모토병'과 갑상선 호르몬이 과잉되는 '바세도우병'이 있다.

하시모토병은 남녀 대비 1대 20으로 여성에게 압도적으로 많으며 중장년 여성의 5~10명 중 1명꼴로 걸린다고 알려져 있다. 증상은 우울증, 부종, 건망증, 졸음 증상, 피부 건조, 높은 콜레스테롤 수

치 등 갱년기 증상과 공통된 점이 있다.

한편 바세도우병의 증상 역시 이상 발한, 가슴 두근거림, 짜증, 가려움증, 구강 건조 등 갱년기 증상과 겹친다. 갑상선 질환은 갑상선 전문병원이나 내분비대사내과에서 취급한다. 산부인과 검진으로 갑상선 호르몬 수치를 검사해 두는 것도 좋다.

여성 호르몬의 영향을 받는 성차가 큰 또 다른 질병에는 '교원병'이 있다. 갱년기 이후의 여성이 많이 걸리므로 여성 호르몬과 관련된 것이 아닐까 여겨지고 있다.

교원병은 면역반응이 이상을 나타내는 '자가면역질환'에 포함되며, 하나의 질병을 가리키는 것이 아니라 혈관, 피부, 관절 등에 만성적인 염증이 생기는 질병을 총칭한다.

교원병의 대표적인 예로 류마티스 관절염, 쇼그렌 증후군 등이 있다. 류마티스 관절염은 손가락, 팔꿈치, 어깨관절, 무릎관절, 족관절, 발가락 등의 관절에 염증이 생겨 경직되고 붓고 아픈 질병이다. 증상이 나타나는 부위가 손가락뿐만이 아니라는 점이 특징이다.

쇼그렌 증후군은 눈물이나 침 등의 분비가 저하되는 질병이다. 안구건조증과 구강건조증 외에 코나 질 점막도 건조해진다. 특히 류마티스 관절염의 경우, 관절 변형이 시작되기 전에 빨리 치료를 시작하는 것이 중요하다.

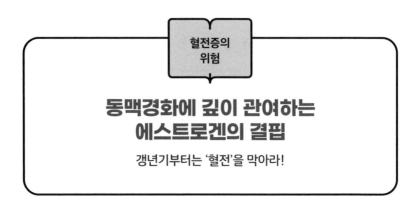

동맥경화에 깊이 관여하는
에스트로겐의 결핍

갱년기부터는 '혈전'을 막아라!

심근경색이나 대동맥 박리, 뇌경색 등 생명과 관련된 무서운 질병은 어느 날 갑자기 발병한다고들 생각한다. 하지만 이 질병들은 사실 우리 몸에서 오랜 세월에 걸쳐 꾸준히 진행된다.

발단은 '이상지질혈증'이라는 병이다. 이것은 중장년 남성이 걸리는 질병이라고 생각하기 쉽다. 확실히 갱년기 이전의 여성 중에서 이상지질혈증 진단을 받는 사람은 극히 적다. 그러나 완경 이후 여성 환자 수가 점점 늘어나 최종적으로는 남성 환자 수를 추월한다.

완경 후에 이상지질혈증이 늘어나는 원인은 에스트로겐이 감소하는 것과 관계있다. 에스트로겐은 콜레스테롤을 재료로 사용하므로 완경되어 에스트로겐이 만들어지지 않으면 혈액 속의 콜레스테롤이 남아돌게 된다. 그 결과 이상지질혈증이라는 질병이 야기되는 것이다.

콜레스테롤이 많은 혈액이 혈관 속을 계속 흐르면 과잉된 콜레스테롤이 혈관 안쪽에 달라붙는다. 치아에 붙는 치태(플라크)와 똑같다.

혈관은 본래 매우 유연해서 확장하거나 수축하는 등 고무호스처럼 변할 수 있는 상태이다. 그러나 혈관 내에 플라크가 달라붙으면 딱딱해져 쇠파이프 같은 혈관으로 바뀐다. 이것을 '동맥경화'라고 부른다.

혈관에 동맥경화가 일어나고 있는지는 안저 사진을 찍으면 알 수 있다. 안저(동공瞳孔을 통해 안구의 안쪽을 들여다보았을 때 보이는 부분)의 혈관은 우리 몸에 있는 혈관 중 유일하게 외부에서 확인할 수 있는 혈관이다. 이 안저의 동맥에 뭔가 변화가 보이면 동맥경화에 주의해야 한다는 신호다.

동맥경화가 되면 혈관 안쪽에는 판상(板狀)의 플라크 외에 '샤오룽바오'와 같은 플라크가 붙을 수도 있다. 중국식 만두인 샤오룽바오에 비유하는 이유는 안에 내용물이 들어있기 때문이다. 그것은 바로 혈전(혈액 덩어리)이다.

샤오룽바오의 껍질이 찢어지면 안의 혈전이 흘러나오는데, 이것이 뇌혈관을 막으면 뇌경색, 심장혈관을 막으면 심근경색 등의 혈전증이 생긴다.

혈전은 혈관 안쪽에 동맥경화가 일어나야 생기는 것이다. 즉, 동맥경화가 일어나지 않으면 혈전증의 위험은 크지 않다고 할 수 있다.

뇌경색이나 심근경색이 일어나기까지는 동맥경화를 일으킨 상태에서 10년이 걸린다. 게다가 동맥경화가 되기까지는 혈액검사에서 콜레스테롤 수치가 높은 상태로 최소 3~5년이 지나야 한다.

따라서 건강검진의 혈액검사에서 이상이 발견되어 이상지질혈증으로 지적되었을 때 바로 손을 쓰면 동맥경화를 피할 수 있고 혈전도 만들어지지 않아 뇌경색이나 심근경색을 막을 가능성이 크다.

건강검진에서 체크해야 할 것은 LDL(나쁜) 콜레스테롤 수치와 HDL(좋은) 콜레스테롤 수치의 차이이다. 폐경 전후부터 LDL이 늘어나는데, LDL과 HDL의 수치가 모두 높고 차이가 그리 크지 않다면 현상 유지만 하면 된다.

LDL이 높아지고 HDL이 낮은 경우에는 차이가 벌어지므로 치료를 시작하는 편이 좋다. 이상지질혈증은 바로 약물치료를 시작하는 것이 아니라 식생활 개선이나 운동 등을 먼저 시작하게 된다.

월경이 있는 연령대에는 에스트로겐이 몸을 지켜주고 있으므로 이상지질혈증에서 동맥경화, 동맥경화에서 혈전증으로 그리 쉽게 흘러가지 않는다. 그러나 에스트로겐을 상실한 완경 후에는 누구나 고위험군이라는 것을 잊지 말자.

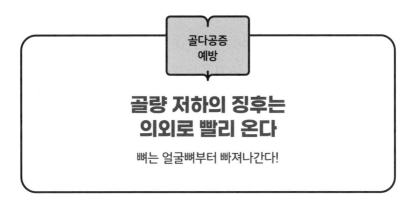

에스트로겐 결핍과 깊은 관련이 있는 질병 중에는 골다공증이 있다. 골다공증은 골량이 줄거나 뼈의 강도가 약해져 쉽게 골절되는 병이다.

완경 전후에 에스트로겐 분비량이 급격히 줄면 그에 따라 뼈의 양도 감소하고 골밀도도 저하되어 뼈가 약해지는 것이다.

우리 몸의 뼈는 오래된 뼈를 파괴하는 파골세포와 새로운 뼈를 만드는 골아세포가 균형 있게 작용하여 매일 새롭게 태어나며 3년 정도의 사이클로 형성된다(→P.71)

이때 파골세포의 기능을 컨트롤하는 것이 바로 에스트로겐이다. 에스트로겐이 분비되는 동안에는 뼈를 교체하는 리듬이 유지되지만, 갱년기 이후에는 에스트로겐이 급격히 감소하여 전신의 골량이 줄어든다.

골밀도가 가장 저하되기 쉬운 때는 완경 후 최초 2년이며, 손발

뼈는 완경되고 15년 후부터 눈에 띄게 줄어든다. 여성의 최대 골량과 에스트로겐 양의 그래프는 확실한 연관성을 보인다(→P.73)

많은 이들이 피부나 머리카락 등 외모의 노화는 쉽게 실감하지만, 뼈의 노화는 먼 훗날의 이야기라고 생각한다.

사실 가장 쉽게 무너지는 것은 얼굴뼈, 특히 아래턱뼈로 55세가 되면 이미 줄어들기 시작한다. 볼이 늘어져서 얼굴이 늙어 보이는 데는 피부의 노화뿐 아니라 그 바탕인 뼈의 영향도 상당히 크다는 말이다.

뼈는 충격을 가함으로써 골밀도를 유지한다. 팔다리의 뼈는 일상생활에서 충격을 가할 수 있지만 얼굴뼈는 그렇지 못하므로 가장 먼저 얼굴의 골량이 줄어드는 것이다. 에스트로겐이 줄어드는 갱년기 이후에는 소중한 뼈를 스스로 잘 지키도록 하자.

식사에서는 뼈의 재료가 되는 칼슘, 칼슘의 흡수를 돕는 비타민 D, 칼슘을 뼈에 정착시키는 비타민K를 신경 써서 섭취하기를 권한다. 비타민 D는 직사광선을 10~15분 정도 쬐면 체내에서 생산된다.

운동을 한다면 걷기, 가벼운 조깅, 줄넘기, 가벼운 점프 등 뼈에 부하가 가해지는 것으로, 무릎이나 발목 관절에 지나친 부담을 주지 않는 것을 선택하자.

골밀도는 어느 순간 급격히 저하되므로 매년 1회 골밀도를 측정하자.

완경 이후에는 골 형성 사이클도
혼란스러워진다

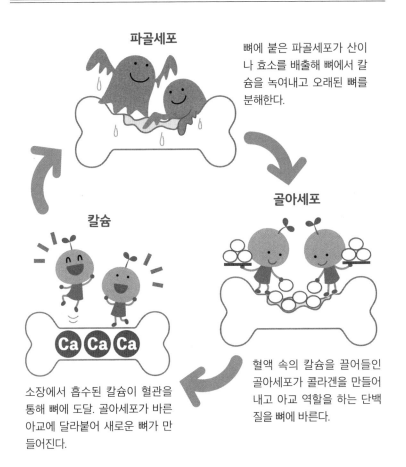

파골세포

뼈에 붙은 파골세포가 산이나 효소를 배출해 뼈에서 칼슘을 녹여내고 오래된 뼈를 분해한다.

골아세포

칼슘

혈액 속의 칼슘을 끌어들인 골아세포가 콜라겐을 만들어내고 아교 역할을 하는 단백질을 뼈에 바른다.

소장에서 흡수된 칼슘이 혈관을 통해 뼈에 도달. 골아세포가 바른 아교에 달라붙어 새로운 뼈가 만들어진다.

위의 사이클을 반복하면서 한 개의 뼈가 새로운 뼈로 교체되는 데에는 3~4개월이 걸린다. 대략 3년이면 온몸이 완전히 새로운 뼈로 교체되는데, 완경 이후 이 사이클도 혼란스러워지기 시작한다.

골다공증 진단에서 가장 추천하는 것이 DEXA법(요추나 대퇴골 등에 X선을 조사해 뼈를 스캔하는 검사법)이다.

DEXA법은 두 가지 다른 X선을 조사해 골밀도를 측정하는 검사로, 손의 X선 사진을 촬영하는 MD법이나 초음파법보다 정확도가 높은 것이 특징이다.

다만 전용 측정 기기가 필요하므로 검사할 수 있는 의료 기관이 한정적이다. 간편하게 골밀도를 조사하고 싶다면 골다공증 검진을 이용하면 된다. 여성을 대상으로 한 특별검진이 있으며 보건센터나 보건소, 지정의료기관에서 받을 수 있다.

골다공증의 진단은 젊을 때(20~44세)의 평균 골량을 기준으로 진단한다. 젊었을 때의 평균 골량에서 20% 감소까지는 정상, 20~30%의 감소를 골량 감소, 30% 이상의 감소를 골다공증으로 진단한다.

이미 외상성 이외의 골절이 보일 때는 이에 해당되지 않는다. 골다공증 치료는 주로 정형외과에서 시행되지만 뼈는 전신의 대사와도 관련되어 있으므로 다양한 진료과에서 취급한다.

50세 전후로 골량을 측정해 보고 감소가 보인다면 우선 산부인과에 상담하는 것이 좋다.

완경되면 골량이 격감한다!

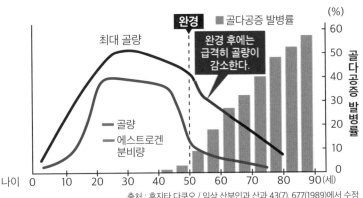

출처 : 후지타 다쿠오 / 임상 산부인과 산과 43(7), 677(1989)에서 수정
야마모토 이츠오 / Osteoporosis Japan 7(1) 10(1999)에서 수정

갱년기가 되어 에스트로겐이 급격히 감소하면 뼈 대사의 균형도 무너진다. 골밀도는 1년에 2%씩 줄어든다. 나이가 들면 뼈가 약해지고 골절되기 쉬워지므로 주의하자.

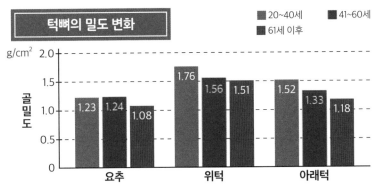

출처 : Facial Bone Density : Effects of Aging and Impact on Facial Rejuvenation.
Aesthetic Surgery Journal 32(8) : 937-942(2012)에서 작성

요추의 골밀도는 완만하게 줄어드는 반면, 40세가 지나면 턱의 골밀도는 크게 줄어든다. 뼈는 피부의 기초가 되는 부분이므로 그 기초가 위축되면 피부도 늘어진다. 노안이 가속화된 사람은 피부보다 뼈에 원인이 있을지도 모른다.

73

불행히도 노화로 인해 줄어든 뼈는 원래대로 회복시킬 수 없으므로 더 이상 골량이 줄지 않도록 유지하는 것이 중요하다.

골다공증 치료는 약물요법이 주체이다. 접근 방식으로는 ①뼈의 흡수를 억제한다, ②뼈의 형성을 돕는다, ③뼈의 흡수와 형성을 조절한다는 세 가지 방법으로 크게 나눌 수 있다.

①에 사용되는 주요 치료법은 HRT(호르몬 대체 요법)(→제4장), 칼시토닌제(골량의 감소를 억제하고 등이나 허리의 통증을 경감시킨다)의 복용, 비스포스포네이트제(골량을 증가시키고 골절을 막는다)의 복용 등이 있다.

②를 위해서는 비타민 K2제의 투여, ③을 위해서는 활성형 비타민 D3제나 칼슘제 등의 투여가 일반적이다.

요즘은 조기에 치료를 시작하여 골다공증에 의한 골절은 상당히 막을 수 있게 되었다. 골량 측정은 공적인 검진 이외에 민간의료기관에서도 검사 기기가 있으면 가능하므로 문의해보기 바란다.

우선 자신의 현재 골밀도를 파악해 두고 반드시 대비하도록 하자.

> **탈모·흰머리
> 예방**

에스트로겐 감소로 급증하는
모발 트러블

헤어 사이클의 혼란으로 일어나는 '미만성 탈모증'

에스트로겐 분비량이 감소하면 다양한 두발 트러블도 늘어난다. 흰머리를 비롯해 탈모가 진행되고, 머리카락이 가늘어져 모발 전체의 볼륨이 없어지고, 가르마가 눈에 띄며 머리카락이 구불거리는 등 외관상에도 큰 영향을 미친다.

에스트로겐에는 모발의 성장을 촉진하는 기능이 있어 모발이 빠졌다가 생기고, 자랐다가 빠지기를 반복하는 헤어사이클을 유지한다.

헤어사이클이 정상이라면 피부나 모발의 턴오버(묵은 세포가 탈락하고 새 세포가 재생되는 과정-옮긴이)가 원활하게 이루어지지만, 에스트로겐이 감소하여 헤어사이클에 혼란이 생기면 머리카락이 많이 빠지거나 새 모발이 나오지 않아 두피 표면의 모발이 줄고 탈모를 일으킨다.

갱년기에 많이 볼 수 있는 이러한 탈모 증상을 '미만성 탈모증'

이라고 한다. 머리카락이 가늘어지고 탄력이 없어지거나 머리를 감을 때마다 많은 양의 머리카락이 빠지는 경우 미만성 탈모를 의심할 수 있다.

이러한 문제를 예방하고 개선하기 위해 우선 생활 습관부터 점검하자. 특히 중요한 것은 '수면'이다. 취침과 기상 시각을 일정하게 하고 하루 6시간 이상, 이상적으로는 7시간 이상 수면을 취하도록 신경 쓰자.

자율신경의 균형이 잡히고 피부와 모발의 턴오버가 조정되며 헤어사이클이 개선될 것이다. 그 밖에 균형 잡힌 식사, 그중에서도 모발의 재료가 되는 단백질을 듬뿍 섭취하는 것도 중요하다. 붉은 살코기와 대두 제품을 적극적으로 섭취하는 것이 좋다.

두피는 피지 분비가 왕성하므로 매일 머리를 감고 샴푸를 말끔히 씻어 내고 확실하게 말려야 한다. HRT 치료나 에쿠올 보충제 섭취를 통해 미만성 탈모증이 개선되는 경우가 많다.

> 갱년기의
> 세 가지 전략

셀프케어를 중심으로
운동과 의료를 조합한다

컨디션 관리와 적절한 치료의 조합 기술

갱년기의 다양한 증상을 해소하기 위해 가장 중요한 것은 생활습관을 정비하는 것이다. 불규칙하고 건강하지 못한 생활습관을 갖고 있다면 어떤 치료를 받더라도 큰 효과를 기대할 수 없다.

단백질과 식이섬유가 충분한 균형 잡힌 식사를 기본으로 적당한 운동을 습관화하자. 제2장에서는 갱년기 증상에 효과적이라고 알려진 식생활에 관해 설명할 것이다.

특히 대두 이소플라본 유래의 '에쿠올'이라는 성분에 주목하여 효율적으로 섭취하는 요령을 안내한다. 양질의 수면은 자율신경을 안정시키고 성장호르몬 분비를 촉진하여 에스트로겐 부족에 따른 각종 신체적 불편함을 개선하는 데 도움을 준다. 수면 만족도를 높이는 요령에 대해서도 소개할 것이다.

적당한 운동도 건강 관리에는 필수적이다. 생활습관병의 치료뿐만 아니라 갱년기의 기분 장애에도 효과가 있다.

제3장에서는 자율신경을 안정시키고 혈류를 촉진하며 골반저근을 단련하는 10가지 요가 동작을 소개한다. 요가를 한 후 약 2시간 동안은 부교감신경이 우위에 있어 릴랙스 효과(긴장을 풀고 편안해진 상태)가 높아진다는 보고도 있다.

심호흡을 반복함으로써 몸과 마음을 모두 재충전할 수 있다. 5년간 어떤 운동이든 계속하면 완경 후에도 골밀도가 감소하지 않고 유지된다는 보고도 있다.

제4장에서는 산부인과에서 하는 갱년기 장애 치료에 대해 설명한다. 2가지 주요 치료방법은 'HRT(호르몬 대체 요법)'와 '한방'이다. HRT로 보충하는 것은 극히 적은 양의 호르몬이지만 핫 플래시 등에는 즉각적인 효과를 기대할 수 있다.

한편 한방 치료는 짜증, 어깨 결림, 피로, 어지럼증, 냉증, 불면 등 다양한 증상을 개선하는데 도움을 준다. 하나의 한방약으로 몇 가지 증상을 개선할 수 있다는 것이 특징이다. 산부인과 의료에 대한 올바른 지식을 얻은 후 적절한 치료를 받자.

제5장에서는 완경 전후에 급증하는 여성의 암과 생활습관병에 대해 설명한다.

에스트로겐의 혜택을 받고 있을 때는 잘 걸리지 않던 질병이 서서히 친숙해지는 나잇대가 되어간다. 이러한 질병 예방에도 식사와 수면, 운동 등 평소의 생활습관이 크게 관여한다.

제6장에서는 특히 완경 후 급증하는 하반신 트러블 대처법에 대

해 설명한다. 평균 수명이 늘어난 탓에 완경 후로도 긴 인생을 살아야 하는 여성들이 꼭 알아두었으면 하는 완경 후의 대책을 소개한다.

인생 후반의 건강한 삶을 위하여 당장 가능한 것부터 평소 생활에서 실천해보자.

에스트로겐 분비가

멈추지 않는 삶을 살자

여성의 골밀도는 완경 이후뿐만 아니라 출산 후에도 감소한다. 젖을 물리면 '아기와 커뮤니케이션을 할 수 있다'라거나 '유방암에 잘 걸리지 않는다'는 등의 '모유 신화'가 동양에는 뿌리 깊게 남아 있다.

그러나 모유를 계속 먹여 월경이 오래 멈추면 에스트로겐 분비도 멈춘다는 단점이 있다. 바로 월경이 돌아온 사람이 아니라면 1년 후에는 수유의 빈도를 줄이는 것이 좋다. 아이를 여럿 출산하는 경우에는 골밀도가 더욱 떨어져 있을 가능성이 있다.

모유 수유를 끝내는 시기를 보통 생후 12개월~18개월로 잡는데, 골밀도를 생각하면 이 목표를 지키는 것이 가장 바람직하다.

10세부터 50세까지 에스트로겐이 마땅히 있어야 하는 나이에 에스트로겐 분비를 멈추지 않게 만드는 것이 미래의 골다공증 예방에 매우 큰 의미가 있다.

갱년기 장애를 스스로 치료하는 셀프케어

식사와 수면을 조절하는 법

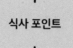

일단은 세 끼 골고루 먹는 게 기본

컨디션을 조절하는 주요 영양소를 적극적으로

갱년기는 에너지와 지질, 뼈의 대사가 변하는 시기이다. 섭취 에너지가 과잉되거나 영양이 부족해 심신의 균형을 잃기 쉽다. 지금까지의 식생활을 점검해 보자. 그동안 아침식사를 걸렀다거나 당질이 많은 과자나 빵을 주로 먹었다거나, 취침 전 고칼로리 음식을 섭취했다면 이를 삼가고 세 끼를 균형 있게 섭취하자.

핵심은 탄수화물, 단백질, 지방을 골고루 섭취하고 녹황색 채소와 버섯류 등으로 부족하기 쉬운 식이섬유와 비타민, 미네랄을 보충하는 식사이다.

탄수화물은 에너지원이 되고 단백질은 근육과 장기 등의 재료가 되는 중요한 영양소이다. 또한 지방은 호르몬이나 세포막 등을 구성하는 것 외에도 몸의 컨디션을 조절하는 지용성 비타민(비타민 A·D·K·E 등)의 흡수를 촉진하는 기능이 있다.

다음 페이지를 참고하여 부족하기 쉬운 영양소를 적절히 섭취하자.

갱년기에 적극적으로
섭취해야 할 영양소

▶ 대두 이소플라본

대두 제품에 많이 함유된 성분. 에스트로겐과 비슷한 작용을 하는 에쿠올의 재료가 되며 갱년기 증상을 완화한다.

=== 주요식품 ===
낫토, 두부, 두유, 유부, 두부튀김, 콩가루

▶ 칼슘

에스트로겐의 급격한 감소로 인한 골밀도 저하를 예방하기 위해 필수적인 영양소. 짜증과 스트레스 완화 작용도 한다.

=== 주요식품 ===
우유, 치즈, 요구르트, 탈지분유, 시래기, 근대, 시금치

▶ 비타민 C

콜라겐 생성을 도와 피부에 탄력을 더한다. 항산화력도 높아 안티에이징과 암 예방에도 도움을 준다.

=== 주요식품 ===
파프리카, 브로콜리, 양배추, 키위, 딸기

▶ 비타민 A

피부와 점막에 작용. 손톱이나 피부뿐만 아니라 온몸의 장기를 정상적으로 유지해준다. 면역력 향상 효과도 있다.

=== 주요식품 ===
시금치, 당근, 쑥갓, 은대구, 장어

▶ 철

적혈구 생산에 필요. 세포가 필요로 하는 산소와 영양소를 몸 구석구석까지 운반해준다.

=== 주요식품 ===
쇠고기, 간, 비트, 브로콜리

▶ 비타민D

칼슘과 인의 흡수를 촉진하고 뼈를 튼튼하게 하는 기능이 있다. 면역과 인지기능을 조절하는 작용도 한다.

=== 주요식품 ===
연어, 장어, 고등어, 목이버섯, 달걀

▶ 오메가-3 지방산

등푸른생선 등에 들어있는 DHA와 EPA, 들기름 등. 혈액순환을 돕고 중성지방을 줄이는 효과도 있다.

=== 주요식품 ===
멸치, 꽁치, 방어, 고등어, 연어

▶ 비타민 K

지혈작용을 하며 비타민D와 함께 섭취하면 골밀도를 높여 골다공증을 막는다.

=== 주요식품 ===
브로콜리, 양배추, 상추, 낫토, 치즈, 해조류

▶ 비타민 B군

신진대사를 높이고 세포 재생을 돕는다. 피부를 좋게 하고 피로를 푸는 등 모든 면에서 몸을 돕는다.

=== 주요식품 ===
돼지고기, 참치, 닭가슴살, 연어, 바나나, 현미밥

▶ 비타민 E

세포 노화의 원인이 되는 활성산소를 제거. 혈류를 좋게 하고 냉증이나 부종, 어깨 결림 등을 해소하는 효과도 있다.

=== 주요식품 ===
아몬드, 호두, 해바라기씨, 아보카도, 올리브 오일

여러 영양소가 상호 효과를 높이므로 전체적으로 골고루 섭취하는 것이 중요하다. 어딘가 몸이 불편하다고 느낀다면 뭔가 영양소가 부족하다는 신호일 수도 있다.

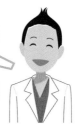

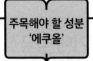

대두 제품을 먹으면 에스트로겐과 비슷한 성분을 스스로 만들 수 있다

장내 에쿠올 형성 여부에는 개인차가 있다

'대두 이소플라본'은 콩에 함유된 항산화 성분의 일종으로, 여성 호르몬인 에스트로겐과 비슷한 작용을 한다. 최근에는 연구가 더 진행되어 대두 이소플라본이 본연의 상태로는 효과를 발휘할 수 없다는 것을 알게 되었다.

대두 이소플라본에는 3종류가 있는데, 그 중 하나인 '다이제인'이라는 성분이 에쿠올 생산균이라는 장내 세균에 의해 분해 및 대사되어 '에쿠올'이라는 성분이 되며 체내에 흡수되어 세포의 에스트로겐 수용체로 들어간다.

이를 통해 에스트로겐에 가까운 작용을 하는 것으로 알려져 있다. 즉 대두 이소플라본을 포함하는 콩 제품을 먹으면 장내에서 장내 세균이 다이제인을 에쿠올로 변환시켜 체내에서 에스트로겐과 같은 작용을 하는 것이다. 단 장내에서 에쿠올로 변환시키는 에쿠올 생산균을 가졌는지 여부는 개인차가 있다(→P.88)

콩 제품을 먹으면
에스트로겐과 비슷한 성분이 생긴다

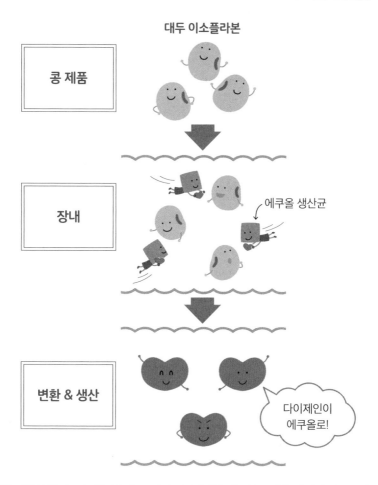

대두 이소플라본

콩 제품

장내

에쿠올 생산균

변환 & 생산

다이제인이
에쿠올로!

대두 제품이 장 속으로 들어오면 그 안의 다이제인을 에쿠올로 변환. 생산된 에쿠올이
에스트로겐과 비슷한 작용을 한다. 단, 에쿠올 생산균을 가지고 있는지 여부는 개인차
가 있어서 다른 식품과 함께 그대로 체내에 흡수되어 버리기도 한다.

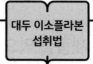

하루 1팩의 낫토로
유효성분 간편하게 섭취

매일 습관적으로 콩 제품을 섭취하자

대두 이소플라본을 지속해서 섭취하면 에쿠올 생산이 촉진되고 갱년기 증상 개선에 도움을 준다. 하루 50~75mg을 기준으로 적극적으로 섭취하자. 두부 2/3모, 낫토 1팩, 두유 1컵 정도를 매일 먹는 습관을 기르면 좋다.

대두 이소플라본의 과잉 섭취에 대해서도 알아두자. 현재 대두 이소플라본의 1일 상한량은 70~75mg(참고 : 농림수산성 식품안전위원회 '대두 이소플라본을 포함하는 특정 안전성 평가의 기본적인 개념').

하지만 이 상한선을 넘었다고 해서 바로 건강상 피해로 이어지지는 않는다. 다양한 각도에서 검토한 결과, 위의 수치는 매일 빠짐없이 장기간 섭취했을 때의 안전성을 계산해 설정된 평균 기준량이다. 따라서 매일 섭취해도 문제없는 평균량이라 할 수 있다. 다양한 콩 제품을 식탁에 올리자.

대두 제품으로 섭취할 수 있는 대두 이소플라본의 양

두부
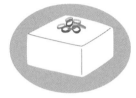
2/3모(200g) **40.6mg**

낫토
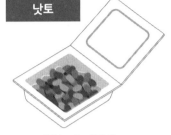
1팩(50g) **36.8mg**

두유
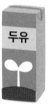
200ml **51.1mg**

유부
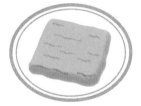
1장(30g) **11.8mg**

콩가루
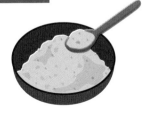
1큰술(7.5g) **20.0mg**

하루 50mg 정도의 대두 이소플라본이 기준이다. 1일 섭취량의 상한선은 70~75mg이다.

콩을 좋아하는 사람은
갱년기 증상이 가볍다

당신은 에쿠올을 만들 수 있는 사람일까? 못 만드는 사람일까?

매일 콩을 적극적으로 섭취하는 사람은 에쿠올을 만들 수 있는 확률이 높다는 조사 결과가 있다. 일상적으로 콩 제품을 섭취하는 것이 에쿠올을 만드는 데 큰 영향을 미치고 있다는 것이다.

그러나 사실 에쿠올을 만드는 장내 세균이 모든 사람의 장 안에 있는 것은 아니다. 에쿠올을 장내에서 생산할 수 있는 사람의 비율은 동양인의 경우 절반에 그치며 중장년 여성에서는 51.6%라는 보고도 있다.

또한 에쿠올을 만들 수 있는 사람일수록 갱년기 증상이 가볍다는 데이터도 있다. 24시간 동안의 식사를 조사하고 소변 속의 에쿠올 양을 측정하여 갱년기 증상과의 관련성을 조사한 결과 소변 속에 에쿠올이 많은(에쿠올을 만들 수 있다) 사람이 갱년기 증상이 가볍다는 사실을 알게 된 것이다.

50% 정도는 체내에서
에쿠올을 만들 수 없다

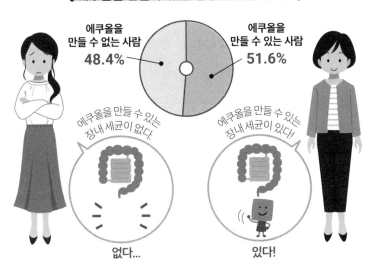

[에쿠올을 만들 수 있는 중장년 여성의 비율]

에쿠올을
만들 수 없는 사람
48.4%

에쿠올을
만들 수 있는 사람
51.6%

에쿠올을 만들 수 있는
장내 세균이 없다.

에쿠올을 만들 수 있는
장내 세균이 있다!

없다...

있다!

중장년 여성 중 에쿠올을 만들 수 있는 사람의 비율은 51.6%로 약 절반에 그친다.

출처 : 소이 체크를 이용한 에쿠올 생산능력과 식생활에 관한 전국 조사
J.Epidemiol., vol 24(supp.1), p118 (2014)에서 수정

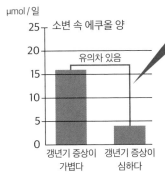

μmol / 일

소변 속 에쿠올 양

25

20

유의차 있음

15

10

5

0

갱년기 증상이
가볍다

갱년기 증상이
심하다

소변 속에 에쿠올이 많은 사람일수록
갱년기 증상이 가볍다.

46명의 여성을 대상으로 24시간 동안 식사를 조
사해 소변 속의 에쿠올 양을 측정. 동시에 갱년기
증상에 대한 설문으로 증상을 점수화한 결과 소
변 속에 에쿠올이 많은 (=에쿠올을 생산할 수 있는)
사람이 증상이 가벼운 것으로 나타났다.

출처 : 갱년기 의학회 잡지 15:28-37 (2007)에서 수정

자신에게 에쿠올 생산 능력이 있는지 없는지는 소변 검사로 쉽게 알 수 있다. 간단한 검사 키트도 시판되고 있다(→P.110).

소변 속에 포함된 에쿠올의 양을 5단계로 체크하여 3단계 이상, 즉 Level.3 이상이면 에쿠올 생산 능력이 있음을 나타낸다.

다만 생산 능력이 있는 사람이라도 최근에 대두 제품을 충분히 섭취하지 않았다면 낮은 수준으로 측정될 수 있으므로 검사 며칠 전부터 적극적으로 대두 제품을 섭취하는 것이 좋다. 2회 정도 검사하면 정확도가 높아진다.

이상적인 에쿠올 수치의 레벨은 Level.4 이상이다. 검사에서 에쿠올 생산 능력이 없는 것을 알게 된 사람이거나 (에쿠올을 만들 수 있는 사람이라도) 콩을 먹지 못했을 때를 대비해 콩으로 만들어진 에쿠올 보충제가 시판되고 있다.

일본에서는 산부인과, 약국 등 의료기관에서 판매할 뿐만 아니라 인터넷으로도 판매하고 있다.

대두 제품은 콩 이소플라본을 포함할 뿐만 아니라 저지방에다 양질의 단백질 공급원으로 훌륭한 식품이므로 에쿠올을 만들 수 없는 사람도 매일 균형 있게 섭취하기를 권한다.

소변 검사로 알 수 있는 에쿠올 생산 능력

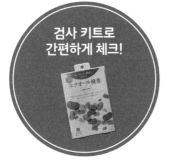

검사 키트로 간편하게 체크!

검사 키트를 주문해서 받은 후 채뇨 용기에 소변을 채취해 보내면 된다. 소변 속의 에쿠올 양을 측정하면 에쿠올을 만들 수 있는 유형인지 아닌지 알 수 있다(→P.110).

에쿠올 수치의 레벨을 측정!

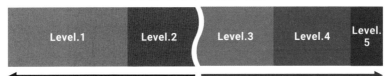

| Level.1 | Level.2 | Level.3 | Level.4 | Level.5 |

에쿠올을
만들지 못하는 사람

에쿠올을
만드는 사람

에쿠올 수치의 이상적인 레벨은 Level.4 이상!

에쿠올을 만드는 능력은 Level.3 이상에서 작동하는 것으로 간주된다. 하지만 이상적인 수치는 Level.4 이상.
대두 제품을 먹고 식이섬유와 발효 식품도 적극적으로 섭취하면 생산능력이 올라갈 가능성이 있다.

대두 제품

콩 이소플라본을 1일 50~75mg 섭취하는 것을 목표로!

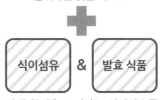

식이섬유 & 발효 식품

장내 환경을 조절하는 식이섬유를 섭취하면서 발효 식품으로 장 속의 착한 균을 늘리자.

안면홍조와 어깨 결림에 특히 효과가 있다

3개월 지속 섭취로 불쾌 증상 완화

에쿠올의 효과는 다방면에 걸쳐 있지만, 에스트로겐 감소로 인한 갱년기 증상 중에서도 안면홍조나 목 결림·어깨 결림을 감소시키는 효과가 임상 연구를 통해 실증되고 있다.

하루 1회 이상 안면홍조를 경험하며 에쿠올을 생산하지 못하는 45~60세 완경 후 여성 126명을 대상으로 에쿠올 10mg과 위약을 12주간 매일 섭취하게 했더니 안면홍조 횟수가 확실하게 줄어든 것으로 나타났다.

다음으로 목과 어깨의 결림에 대해 평가했는데 에쿠올을 계속 섭취한 사람들의 목 결림이나 어깨 결림의 정도가 개선되었다. 그 외에 눈가 주름 개선 등 미용적인 효과도 확인되고 있다.

에쿠올을 섭취하면
3개월이면 갱년기 증상 경감

안면홍조의 빈도

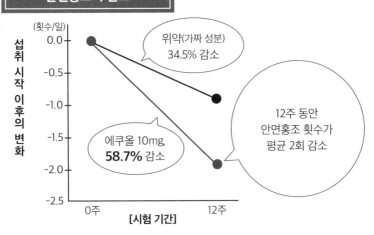

(횟수/일)

섭취 시작 이후의 변화

위약(가짜 성분) 34.5% 감소

에쿠올 10mg, **58.7%** 감소

12주 동안 안면홍조 횟수가 평균 2회 감소

0.0

-0.5

-1.0

-1.5

-2.0

-2.5

0주　　　　12주

[시험 기간]

목 · 어깨 결림의 정도

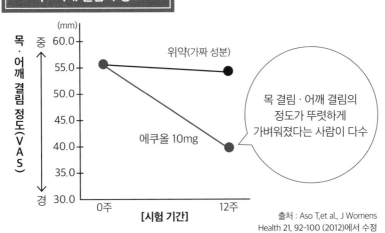

(mm)

중

목 · 어깨 결림 정도(VAS)

경

위약(가짜 성분)

에쿠올 10mg

목 결림 · 어깨 결림의 정도가 뚜렷하게 가벼워졌다는 사람이 다수

60.0

55.0

50.0

45.0

40.0

35.0

30.0

0주　　　　12주

[시험 기간]

출처 : Aso T,et al., J Womens Health 21, 92-100 (2012)에서 수정

골량 저하를 방지하고 당 대사도 개선 탈모에도 효과

생활습관병 예방도 폭넓게 기대

에쿠올에는 갱년기 이후 에스트로겐 감소에 따른 골밀도 저하를 막는 효과가 있다는 연구 결과가 있다. 에쿠올을 생산하지 못하는 46~63세의 완경 후 5년 미만인 여성을 대상으로 한 약 1년간의 임상시험 결과, 위약 섭취군(21인)에서 나타난 약 2%의 전신 골밀도 저하가 에쿠올 10mg 섭취군(24인)에서는 절반 정도만 보였다.

또한 에쿠올에는 당뇨병의 위험을 낮추는 효과도 보고되고 있다.

에스트로겐에는 인슐린의 작용을 높이고 혈당치의 상승을 억제하는 기능이 있다. 갱년기에 에스트로겐이 감소하면 혈당치가 올라가기 쉽고 당뇨병 위험이 커진다.

그런데 에쿠올을 생산하지 않는 완경 후의 여성 25명(메타볼릭신드롬 환자)에게 12주간 에쿠올 10mg을 매일 섭취하게 했더니 당뇨병의 지표인 HbA1c(헤모글로빈에이원씨) 수치가 내려가 당 대사 개선이 인정되었다.

지속적으로 섭취하면
골량 저하를 억제하고 당 대사를 개선

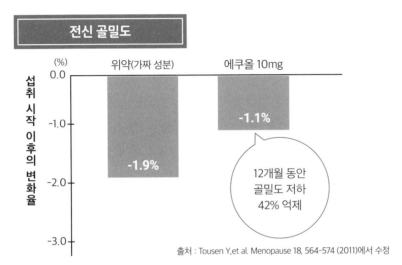

전신 골밀도

12개월 동안
골밀도 저하
42% 억제

출처 : Tousen Y,et al. Menopause 18, 564-574 (2011)에서 수정

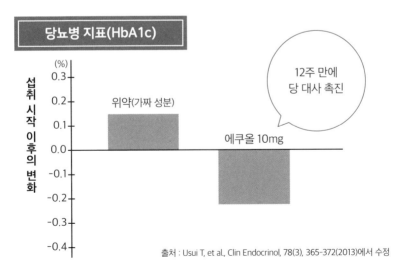

당뇨병 지표(HbA1c)

12주 만에
당 대사 촉진

출처 : Usui T, et al., Clin Endocrinol, 78(3), 365-372(2013)에서 수정

그 밖에 갱년기 탈모도 에스트로겐 감소와 관련이 있어서 에쿠올 생산과 탈모와의 관련성을 뒷받침하는 데이터도 나와 있다 (→P.97)

45~64세까지의 건강한 완경 후 여성을 대상으로 정수리 부분의 모발과 가는 모발을 카운트하여 에쿠올 생산 능력별로 완경 후 월수와 모발 밀도와의 관계를 평가했다.

그 결과 에쿠올을 생산하지 못하면서 완경의 경과 월수가 긴 사람일수록 모발의 밀도가 낮다는 데이터를 얻었다. 한편 에쿠올을 생산하는 사람에게는 머리카락 밀도에 변화가 없어 에쿠올이 탈모 억제와 관련 있을 가능성을 기대할 수 있다.

또한 에쿠올은 모질 유지와도 관련 있을 가능성이 있다. 에쿠올을 생산하는 사람과 그렇지 않은 사람에게 완경 전과 비교해 현재의 모발 상태에 대해 어떻게 느끼는지 조사한 결과, 에쿠올을 생산하지 못하는 사람은 머릿결이 부스스하고 윤기가 나빠졌다고 더 강하게 느끼고 있었다.

에쿠올을 생산하는 사람은 모발의 변화를 별로 자각하지 않는 것으로 나타나 에쿠올이 완경 후 모발의 노화 억제와 관련되어 있을 가능성도 있다.

이처럼 에쿠올은 갱년기 증상뿐만 아니라 뼈와 관절의 증상을 개선하고 생활습관병의 위험을 낮추는 효과가 있는 것으로 주목받고 있다.

에쿠올을 만들 수 있는 사람은
모발의 탄력을 유지!

에쿠올 생산과 탈모의 관계

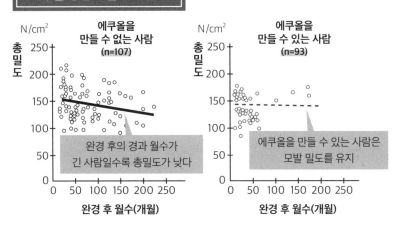

에쿠올을 만드는 사람의 머릿결 변화

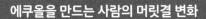

[완경 전과 비교한 현재의 모발 상태]

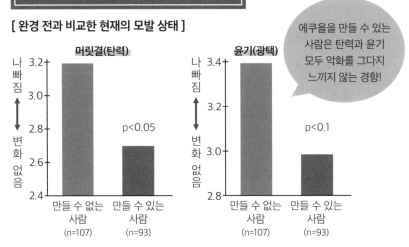

출처 : 일본미용피부과학회 잡지, 30, 8-17, (2020)에서 수정

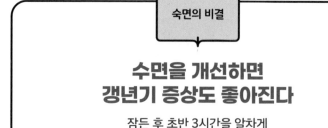

수면을 개선하면
갱년기 증상도 좋아진다
잠든 후 초반 3시간을 알차게

갱년기가 되면 늘어나는 불편한 증상 중 하나가 '불면'이다. 그중에서도 특히 많은 것이 한밤중에 여러 번 깨는 '중도 각성'이다. 중간에 깨도 다시 잠들 수 있으면 문제가 없지만, 그 후 잠들지 못하면 수면 만족도가 크게 떨어진다.

수면은 뇌파를 기초로 하여 두 시간대로 나눌 수 있다. '논렘수면'은 뇌를 쉬게 하는 시간으로 1~4단계로 나뉘며, 이 중 뇌파의 주파수가 낮은 부분이 중심이 되는 가장 깊은 수면을 서파수면이라고 한다. 반면에 몸을 쉬게 하는 시간이 '렘수면'이다. 얕은 잠을 자고 안구가 움직이며 꿈을 꾸는 것도 렘수면 시간대이다.

충분한 서파수면(Slow Wave Sleep, 깊은 수면)을 얻지 못하면 중도 각성이나 수면 장애를 초래하므로 잠든 후 초반 3시간에 충분히 자면 이러한 문제를 해소할 수 있다. 수면 상태를 점검하고 개선하면 갱년기의 다양한 증상이 가벼워진다.

갱년기 이후에 급증하는
4가지 수면 장애

입면 장애형

자려고 이불을 깔고 누워도 좀처럼 잠들지 못하는 유형. 잠들기까지 30분~1시간 이상 걸리는 경우도 있다.

중도 각성형

수면 중에 여러 번 깨고 그 후 잠들지 못해 괴롭다. 갱년기에 가장 흔히 볼 수 있는 유형.

조조 각성형

원하는 시간보다 2시간 이상 일찍 잠에서 깨고 그 후 잠을 잘 수 없는 상태. 낮에 심하게 졸린다.

숙면 장애형

수면 시간이 충분한데도 피로가 풀리지 않는 유형. 수면무호흡증 등의 질병과 깊은 관계가 있다.

수면의 리듬

잠든 직후 약 90분 동안의 논렘 수면 시 성장호르몬 분비량이 최고조에 달한다.

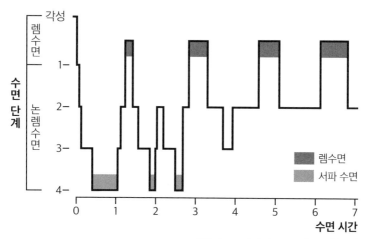

출처 : Dement W & Kleitman N (1957)에서 수정

99

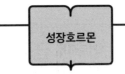

수면을 조절해
성장호르몬의 분비를 촉진한다

젊음을 유지하고 스트레스에 강해진다

수면 중에 분비되는 호르몬 중 하나로 '성장호르몬'이 있다. 성장호르몬은 전신에 작용하여 성장을 촉진하거나 손상된 조직을 복구하는 작용이 있어 젊음을 유지하는 중요한 존재다. 수면 시 분비되는 성장호르몬 중 약 70%는 논렘 수면 중에서도 특히 잠들고 3시간 이내에 오는 4단계의 깊은 수면 시 분비된다.

성장호르몬을 분비시키고 아침에 개운하게 눈뜨기 위해서는 최초 3시간 동안 얼마나 깊이 잠들 수 있느냐가 관건이다.

반면에 논렘 수면 시간에 줄어드는 호르몬이 바로 '코르티솔'이다. 코르티솔은 일명 '스트레스 호르몬'으로 불리며 수치가 높으면 공격성이 증가한다.

자기 전에는 화가 났지만 다음 날 아침이면 별로 대수롭지 않게 느껴지는 것은 잠을 자던 중 코르티솔 수치가 떨어졌기 때문이다. 잠을 제대로 자면 스트레스 관리도 수월해진다.

성장호르몬 분비는
첫 번째 논렘 수면이 관건

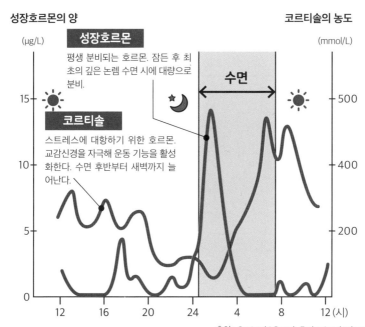

성장호르몬의 양

성장호르몬

(μg/L)

평생 분비되는 호르몬. 잠든 후 최초의 깊은 논렘 수면 시에 대량으로 분비.

코르티솔

스트레스에 대항하기 위한 호르몬. 교감신경을 자극해 운동 기능을 활성화한다. 수면 후반부터 새벽까지 늘어난다.

수면

코르티솔의 농도

(mmol/L)

15 — 500

10 — 400

5 — 200

0

12 16 20 24 4 8 12 (시)

출처 : Copinschi G,et al., Endocrine rhythms, the sleep-wake cycle, and biological clocks. Endocrinology : Adult and Pediatric, Chapter 9,147-173 (2010) 에서 수정.

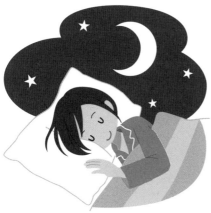

성장호르몬을 원활하게 분비시키려면 잠든 직후 논렘 수면의 질을 얼마나 좋게 만드느냐가 포인트.
성장호르몬은 몸 상태에 큰 영향을 미치는 중요한 호르몬. 수면의 질이 나쁘거나 쉽게 잠들지 못하는 사람은 갱년기 증상이 나타나기 쉽다.

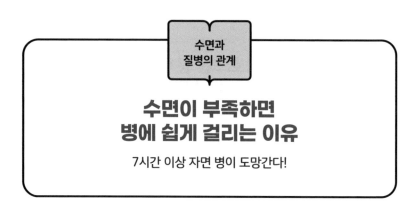

수면이 부족하면
병에 쉽게 걸리는 이유

7시간 이상 자면 병이 도망간다!

수면 부족은 심신 건강에 악영향을 미친다. 수면 부족이 계속될 때 우울증의 발병 위험이 2배가 된다는 데이터가 있다.

수면 부족은 면역력을 떨어뜨리고 여러 가지 질병을 일으킨다. 당뇨병이나 고혈압 같은 생활습관병 발병과도 깊은 관련이 있다. 생활 리듬이 바람직하지 않으면 유방암 발병률이 높아진다는 연구 보고도 있다.

또한 수면 부족과 치매의 관계도 지적되고 있다. 수면 부족으로 당뇨병이나 고혈압이 생기고 동맥경화가 진행되어 뇌의 혈관이 막히면 뇌혈관성 치매로 이어진다. 또한 알츠하이머 치매의 원인이 되는 베타 아밀로이드라는 물질이 뇌에 축적된다.

최고의 수면 시간에는 여러 가지 설이 있지만 가장 장수하면서 당뇨병의 위험이 낮은 것은 약 7시간의 수면이다. 우선은 7시간 플러스 알파의 수면을 확보하도록 유의하자.

뇌에 쌓인 '쓰레기'는 수면으로 씻어낸다

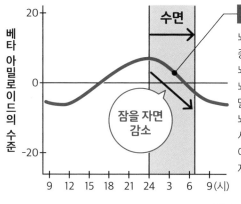

베타 아밀로이드

뇌 안에서 만들어지는 단백질의 일종. 건강한 사람이라면 잠을 잘 때 뇌 안에서 쓰레기로 배출된다.

뇌 안에 남은 베타 아밀로이드끼리 달라붙어 변질되면 배출되지 않고 뇌에 축적. 신경세포가 사멸하고 서서히 뇌가 위축됨으로써 알츠하이머 치매를 일으키는 것으로 알려져 있다.

출처 : Huang Y, et al., Arch Neurol(2012)에서 수정

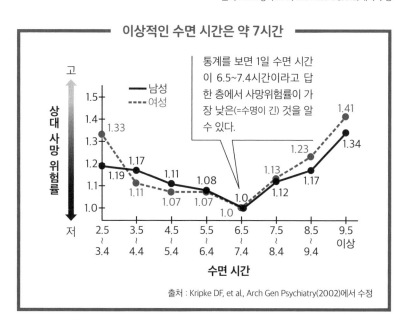

이상적인 수면 시간은 약 7시간

통계를 보면 1일 수면 시간이 6.5~7.4시간이라고 답한 층에서 사망위험률이 가장 낮은(=수명이 긴) 것을 알 수 있다.

출처 : Kripke DF, et al., Arch Gen Psychiatry(2002)에서 수정

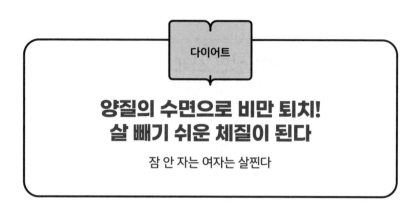

양질의 수면으로 비만 퇴치! 살 빼기 쉬운 체질이 된다

잠 안 자는 여자는 살찐다

수면 부족은 다이어트의 최대 적이다. 수면이 부족한 사람일수록 허리가 굵다는 데이터가 있을 정도이다. 그 원인은 '렙틴'과 '그렐린'이라는 두 가지 호르몬에 있다.

렙틴은 지방세포에서 만들어지며 식욕을 억제하는 기능을 한다. 수면 시간이 짧아지면 혈중 렙틴 농도가 낮아져 식욕을 증진시킨다. 데이터에서는 8시간 이상의 잠을 자면 렙틴 농도가 올라가 식욕이 억제되는 효과를 확인할 수 있다.

한편 그렐린은 위 점막에서 만들어지는 식욕 증진 호르몬이다. 수면 시간이 짧아지면 혈중 농도가 높아져 식욕을 증진시킨다. 데이터에서는 수면 시간이 7시간 밑이면 그렐린의 농도가 올라가 식욕을 증진시키는 것을 확인할 수 있다.

수면 시간을 확보하고 수면 부족을 개선하면 쉽게 살찌지 않는 날씬한 체질이 된다.

양질의 수면으로 쉽게 살찌지 않고 날씬한 체질 만들기

식욕 억제 호르몬의 농도

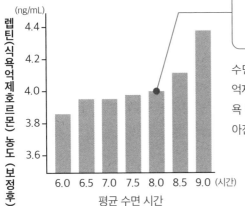

8시간 이상 자면
식욕 억제

수면 시간이 길어질수록 식욕은 억제되며 8~8.5시간이 넘을 때 식욕 억제 호르몬 수치가 갑자기 높아진다.

식욕 증진 호르몬의 농도

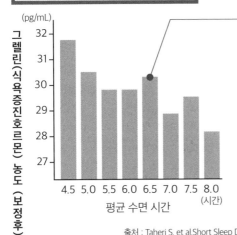

수면 시간이
7시간을 밑돌면
식욕이 높아진다.

생활 시간까지 고려하면 식욕에 대해서는 수면 시간 7~8시간 정도가 가장 이상적.

출처 : Taheri S, et al.Short Sleep Duration Is Associated with Reduced Leptin, Elevated Ghrelin, and Increased Body Mass Index.Plos Med,1(3)Plos Med, 1(3) (2004)에서 수정

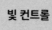

밤을 위해 멜라토닌을 생산하고 수면의 질을 높인다

순조롭게 잠들기 위한 준비

수면은 생각보다 빛의 영향을 많이 받는다. 아침 햇빛을 받은 지 14~16시간 후가 되면 체내에서는 '멜라토닌'이라는 수면 촉진 호르몬이 분비된다.

예컨대 아침 7시에 햇볕을 쬐면 밤 11시쯤 졸리는 것이다. 잠자리에 들었을 때 잘 자려면 낮에 햇빛을 충분히 받아 멜라토닌의 생산을 유도하는 것이 중요하다.

저녁에는 500룩스 정도의 주황색 전등을 메인으로 하고 밝은 빛에 노출되지 말 것. 특히 PC나 스마트폰 등의 화면에서 나오는 블루 라이트는 태양광과 유사한 흰 빛이기 때문에 밤에 많이 쬐면 뇌가 낮이라고 인식하게 된다.

자다가 잠에서 깨 화장실에 갈 때도 최대한 불을 켜지 않고 눈에 빛이 들어오지 않게 하면 다시 잠들기 쉽다. 부디 스마트폰으로 시간을 확인하는 등의 일은 삼가자.

저녁에 주황색 조명을 켜는 것이 숙면의 비결

시간대		조명색
아침	**햇볕을 받아 체내 시계를 리셋** 아침에 일어나 커튼을 열고 온몸에 햇볕을 쬐면 상쾌하게 눈뜰 수 있다.	백색 **알람용 광시계를 사용해도 OK!** 침실에 빛이 들지 않는 경우, 빛을 발해 기상을 유도하는 광시계(光時計)를 이용해도 좋다.
오전	**멜라토닌 준비** 아침 햇볕을 쬐면 그로부터 약 14~16시간 후에 멜라토닌이 분비되도록 몸은 준비 태세에 들어간다.	백색
저녁	**체내 시계 조정** 방의 조명을 주황색 불빛으로 변경. 몸에게 밤이 왔음을 알린다.	주황색
밤	**멜라토닌 분비** 아침 햇볕을 쬐면 그로부터 약 14~16시간 후인 밤에는 멜라토닌이 분비. 잠으로 자연스럽게 유도된다.	주황색
심야	**취침** 이불에 들어가면 방의 불을 끈다. 수면을 방해하는 자극을 멀리하면 수면의 질이 향상된다.	소등

양질의 수면을 위한 셀프케어

지금 바로 할 수 있다! 수면의 질을 높이는 7가지 비법

일상생활에서 약간만 신경을 쓰면 수면의 질을 바꿀 수 있다.

점심 식사 후 졸리면 파워냅(Power Nap, 파워를 주는 낮잠)이라 불리는 30분 이내의 선잠을 자자. 요령은 깊이 잠들지 않는 것.

낮잠 전에 따뜻한 차를 마시고 엎드리거나 60도 정도 각도의 등받이에 기댄다. 이때 완전히 눕지 않는 것이 포인트. 개운하게 눈을 뜨면 오후의 작업 효율이 높아질 것이다.

잠이 잘 오는 음식을 먹거나 목욕과 운동을 하는 외에도 수면 상태를 기록하는 앱 등을 활용해 수면을 기록하는 것도 효과적이다.

기상 시각을 세팅해 몸 옆에 스마트폰을 놓아두기만 하면 취침부터 기상까지의 수면을 추적해 잠이 얕아진 최적의 타이밍에 기분 좋은 음악을 울려 깨워주는 앱을 추천한다. 무료 버전도 여러 개 있으므로 이용해 보기 바란다.

수면력 향상을 위한 7가지 비결

'파워냅'으로 충전

낮에 졸리면 참는 것보다 낮잠을 자야 능률이 오른다. 단 너무 많이 자면 잠에 취해 멍해지므로 책상에서 30분 이내로. 15시 이후에는 피하자.

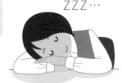

ZZZ…

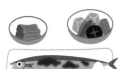

저녁 식사는 잠들기 4시간 전에 끝낸다

음식이 소화되기까지는 4시간 정도 걸리는데 뱃속에 음식이 남아 있으면 수면에 방해가 된다. 저녁 식사를 가볍게 하는 게 좋다.

블루 라이트를 피한다

PC나 스마트폰의 블루 라이트는 교감신경을 자극하여 잠을 방해하는 원인이 된다. 스마트폰은 어두운 화면의 나이트 모드로 설정하고 디지털 디스플레이를 멀리하자.

운동하려면 저녁 식사 전에!

식후 운동은 위장에 부담이 되므로 저녁 식사 전에 하는 것이 가장 좋다. 운동은 교감신경을 자극하므로 저녁 식사 후에 하면 졸음이 달아나 버린다.

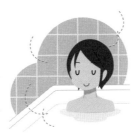

목욕은 자기 한 시간 반 전에 마친다

목욕을 하면 심부 체온이 올라가는데 그것이 떨어지기까지는 1시간~1시간 반 정도 걸린다. 그즈음에 졸음이 유발되니 타이밍을 놓치지 말자.

빛을 조절한다

저녁 이후에는 주황색 전등을 메인으로 하고 취침 후에는 가능한 한 빛이 눈에 들어오지 않도록 연구하자.

앱으로 수면을 기록한다

기상 시각을 세팅하여 취침에서 기상까지의 수면을 추적하고 기록하는 앱을 활용. 잠이 얕아진 타이밍에 기분 좋게 깨워주는 알람 기능이 있는 것을 추천한다.

당신은 에쿠올을 만들 수 있나?
에쿠올 검사 받는 법

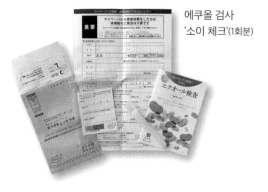

에쿠올 검사
'소이 체크'(1회분)

에쿠올 생산 능력은 '소이 체크'라고 하는 우송형 검사 키트로 검사할 수 있다. 인터넷으로 산 키트에 소변을 받아 반송하면 10일 이내로 결과가 메일로 통지되는 시스템이다.

소변 속 에쿠올의 양에 따라 5단계로 판정되며 3~5단계에 해당되면 에쿠올을 만들 수 있는 사람이라는 뜻이다. 4명 중 1명 정도는 몇 년 사이에 에쿠올 생산 능력이 변하므로 여러 번 검사해도 좋다.

※ 현재는 일본 국내 전용 상품으로 판매되고 있다.

제 3 장

자율신경을 조절하고 골반저근을 단련하는

간단 요가

갱년기부터는 골반저근을 단련하자

불룩 나온 배와 처진 엉덩이를 예방하는 트레이닝

여성의 QOL(Quality of Life=삶의 질)에 중대한 영향을 미치는 근육에는 '골반저근'이 있다. 골반저근은 이름 그대로 골반 바닥에 있는 근육으로 해먹처럼 생겼으며 방광과 자궁, 직장 등 중요한 장기를 지탱한다.

여성의 골반저근에는 요도구, 질구, 항문 등 3개의 구멍이 있으며 요도구와 항문의 작용으로 배설이 통제된다. 그러나 갱년기 이후가 되면 전신의 근육량과 관련된 여성 호르몬인 에스트로겐 분비량이 급격히 감소하므로 골반저근도 탄력이 없어지고 얇아진다.

그 결과 요실금이나 자궁탈출증 등 골반저근과 관련된 트러블이 늘어나 삶의 질을 현저히 낮추거나 바디라인을 무너뜨리게 된다.

여성이 나이를 잘 먹기 위해서는 골반저근을 단련하는 것이 필수이다. '간단 요가'로 골반저근을 훈련해 젊음과 건강을 유지하자.

골반저근은
나이가 들수록 점점 약해진다

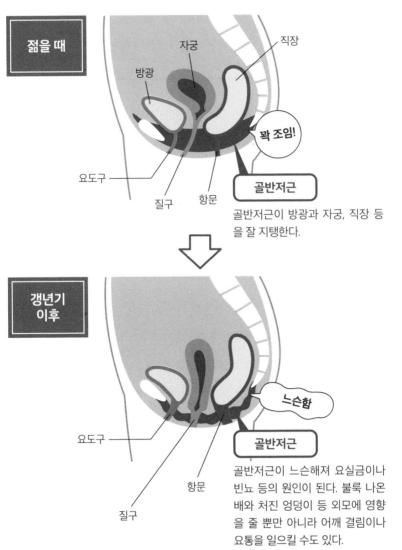

젊을 때

자궁
직장
방광
꽉 조임!
요도구
골반저근
질구
항문

골반저근이 방광과 자궁, 직장 등을 잘 지탱한다.

갱년기 이후

느슨함
요도구
골반저근
항문
질구

골반저근이 느슨해져 요실금이나 빈뇨 등의 원인이 된다. 불룩 나온 배와 처진 엉덩이 등 외모에 영향을 줄 뿐만 아니라 어깨 결림이나 요통을 일으킬 수도 있다.

113

하루 5분이면 OK! 약해지기 쉬운 근육과 자율신경을 함께 강화

매일 꾸준히 하면 온몸의 균형이 잡힌다

골반저근은 호흡을 돕는 '횡격막'과 늑골 아래부터 골반에 걸쳐 벨트 형태로 배를 덮고 있는 '복횡근', 등의 심부에서 자세를 안정시키는 '다열근'과 함께 이너 유닛(inner unit)이라고도 불리는데, 몸의 심층에서 체간을 지탱하며 엉덩이 근육 '대전근'과 허벅지 근육 '내전근군'과도 연동하여 움직인다.

'간단 요가'는 평소 잘 의식하지 못하는 골반저근을 직접 단련하는 포즈, 골반저근 주변의 근육을 통해 간접적으로 단련하는 포즈 외에도 혈류를 촉진해 자율신경을 조절하는 포즈, 자세를 가다듬어 체간을 단련하는 포즈, 골다공증 예방을 위한 포즈로 구성되어 있다. 포인트는 호흡을 멈추지 않는 것과 포즈가 완성된 상태를 10초간 유지(또는 10회 정도 반복)하는 것. 몇 종류의 포즈를 자유롭게 선택해 각각 2~3세트씩 실시하자. 1일 5분이라도 계속하면 온몸이 균형 있게 단련되어 효과를 얻을 수 있다.

이너 유닛을 단련하는 것이
골반저근 강화의 지름길

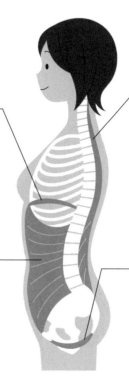

횡격막

횡격막이 아래위로 움직임으로써 호흡이 가능해지며 동시에 척추 안정성에도 관여한다.

다열근

등뼈와 골반을 연결해 몸을 지탱하는 근육. 약해지면 자세가 나빠져 늙어 보이기 십상이다.

복횡근

숨을 내쉴 때 가장 많이 움직인다. 올바른 자세를 유지하기 위해 매우 중요.

골반저근

골반 내에 있는 장기를 올바른 위치로 유지시키는 근육. 요실금을 방지하는 기능도.

이너 유닛이란

횡격막, 복횡근, 다열근, 골반저근 등 4개 근육의 총칭. 체간 중에서도 핵심이 되는 부분이다. 골반저근을 단련하는 것은 사실 어려운 일이지만 복부와 등 근육은 비교적 단련하기 쉬운 근육이다. 각각이 연동되어 움직이므로 다른 것을 단련하면 골반저근에도 접근할 수 있다.

나비 자세

1

바닥에 앉아 양 무릎을 구부리고
발바닥끼리 맞댄다.

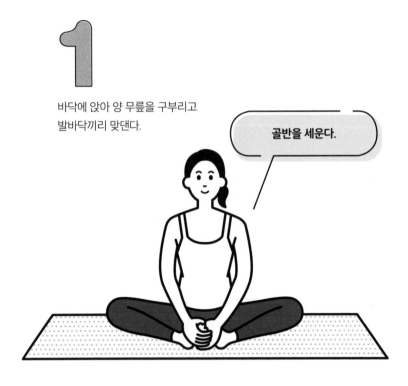

골반을 세운다.

고관절의 유연성을 높이는 동시에
골반 주변의 근육을 풀어 전신의 혈류를 좋게 한다.

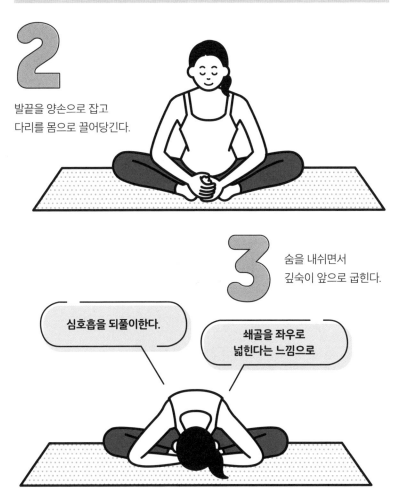

2

발끝을 양손으로 잡고
다리를 몸으로 끌어당긴다.

3

숨을 내쉬면서
깊숙이 앞으로 굽힌다.

심호흡을 되풀이한다.

쇄골을 좌우로
넓힌다는 느낌으로

 이 자세를 10초간 유지

코브라 자세

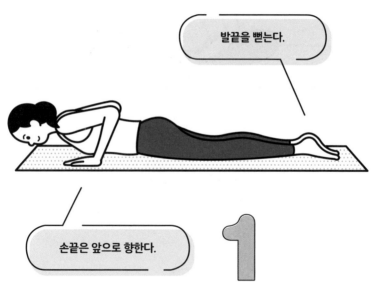

발끝을 뻗는다.

손끝은 앞으로 향한다.

1

엎드려 다리를 허리 너비로 벌린다. 팔꿈치를 구부리고 겨드랑이를 붙인 채 손을 가슴 옆에 내려놓고 숨을 내쉰다.

움츠러들기 쉬운 가슴을 열어 호흡을 깊게 하고 릴랙스.
부교감신경의 기능을 좋게 한다.

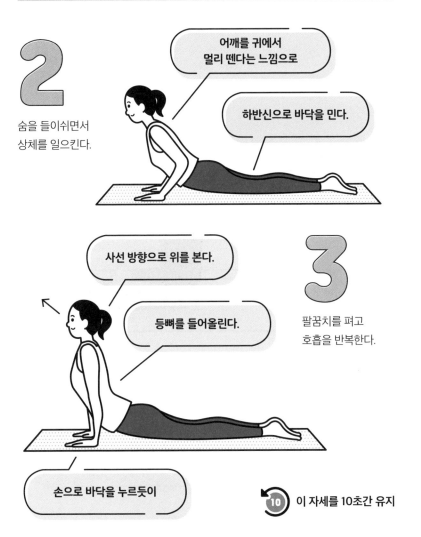

2

숨을 들이쉬면서
상체를 일으킨다.

어깨를 귀에서
멀리 뗀다는 느낌으로

하반신으로 바닥을 민다.

사선 방향으로 위를 본다.

등뼈를 들어올린다.

3

팔꿈치를 펴고
호흡을 반복한다.

손으로 바닥을 누르듯이

10 이 자세를 10초간 유지

초승달 자세

1 손은 바닥에 대고
무릎을 꿇고 엎드린다.
손가락은 고르게 벌린다.

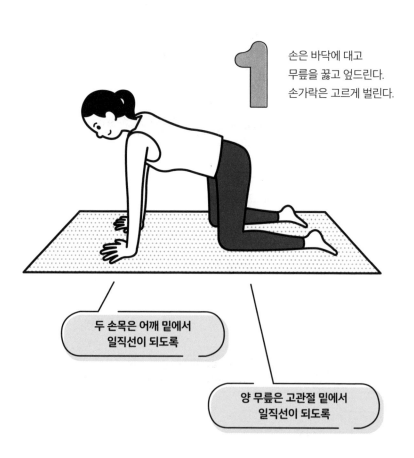

두 손목은 어깨 밑에서
일직선이 되도록

양 무릎은 고관절 밑에서
일직선이 되도록

120

서혜부를 늘려 림프와 혈액의 흐름을 개선한다.
전신의 나른함을 없애준다.

2

오른쪽 다리를 크게 내딛어
양손 사이에 발을 놓고
왼쪽 다리는 뒤로 뻗는다.

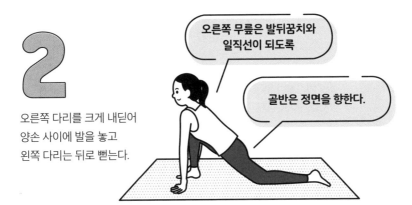

오른쪽 무릎은 발뒤꿈치와
일직선이 되도록

골반은 정면을 향한다.

3

숨을 들이쉬면서
두 손을 들어 가슴을 연다.
그대로 호흡을 계속한다.

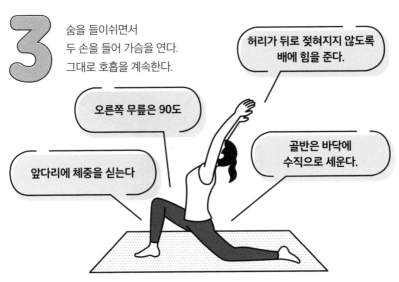

허리가 뒤로 젖혀지지 않도록
배에 힘을 준다.

오른쪽 무릎은 90도

골반은 바닥에
수직으로 세운다.

앞다리에 체중을 싣는다

 이 자세를 10초간 유지. 다리를 바꿔 동일하게 실시한다.

개구리 자세

1 어깨 너비보다 넓게 다리를 벌리고 서서
엄지발가락을 검지와 중지로 끼워 잡는다.

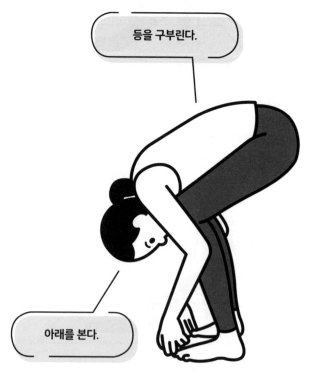

등을 구부린다.

아래를 본다.

단련하기 어려운 골반저근을 직접 자극한다.
무릎을 뻗었을 때 엉덩이를 내밀 듯이 하면 효과적.

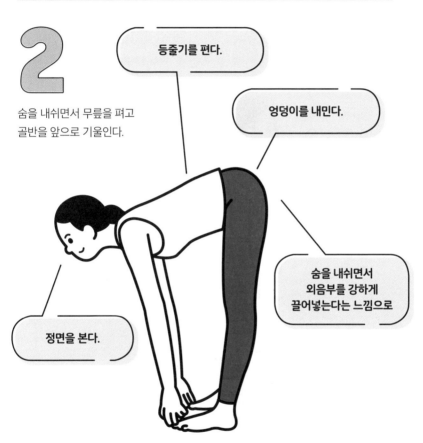

2

숨을 내쉬면서 무릎을 펴고
골반을 앞으로 기울인다.

등줄기를 편다.

엉덩이를 내민다.

숨을 내쉬면서
외음부를 강하게
끌어넣는다는 느낌으로

정면을 본다.

엄지발가락을 잡으면 무릎이 펴지지 않는 사람은
무릎에 손을 대고 10초간 유지해도 OK!

 이 자세를 10초간 유지

제트 업 자세

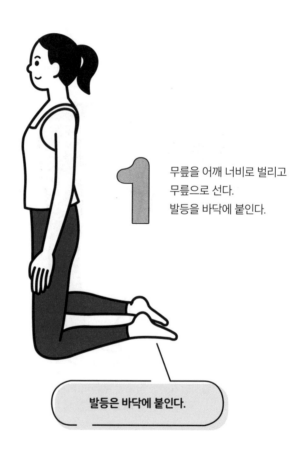

1 무릎을 어깨 너비로 벌리고
무릎으로 선다.
발등을 바닥에 붙인다.

발등은 바닥에 붙인다.

상체를 뒤로 젖힐 때 복압이 가해져 복횡근이 수축하고 연동하여
골반저근까지 강화할 수 있다.

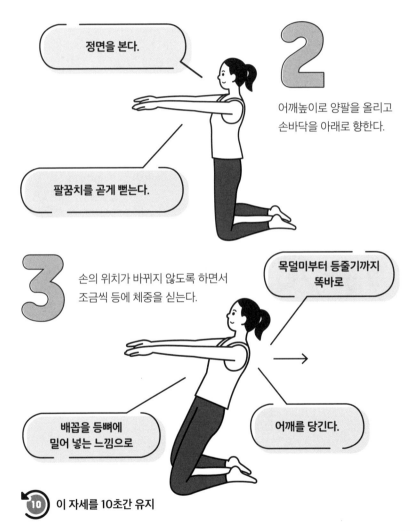

정면을 본다.

2

어깨높이로 양팔을 올리고
손바닥을 아래로 향한다.

팔꿈치를 곧게 뻗는다.

3

손의 위치가 바뀌지 않도록 하면서
조금씩 등에 체중을 싣는다.

목덜미부터 등줄기까지
똑바로

배꼽을 등뼈에
밀어 넣는 느낌으로

어깨를 당긴다.

10 이 자세를 10초간 유지

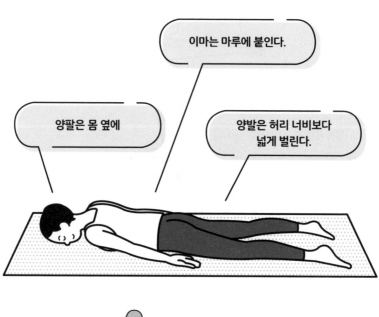

메뚜기 자세

다열근을 통해 골반저근 강화

이마는 마루에 붙인다.

양팔은 몸 옆에

양발은 허리 너비보다
넓게 벌린다.

1 엎드려 양팔과 양다리를 펴고
힘을 뺀다.

다열근을 자극하여 골반저근까지 단련한다.
힙업 효과로 뒷모습도 젊게.

손바닥과 발바닥은 위로 향하게 하여
뒤로 뻗는다.

얼굴을 들어 정면을 본다.

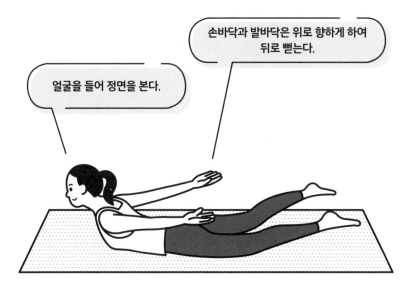

2 등을 젖히고 오른손과 왼쪽 다리를
띄워 균형을 잡는다.
이어 왼손과 오른쪽 다리도 올린다.

※ 허리가 아픈 사람은 이 자세를 보류한다.

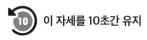 이 자세를 10초간 유지

브릿지 자세

1 천장을 보고 누워
양 무릎을 붙여 세운다.

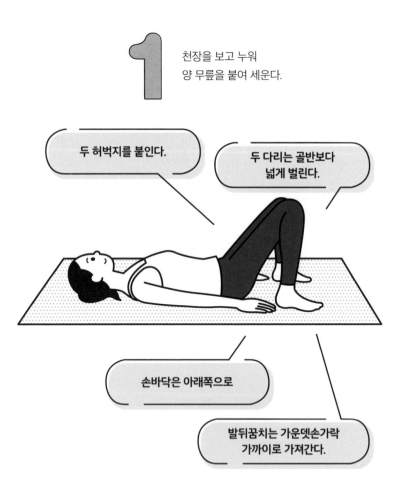

두 허벅지를 붙인다.

두 다리는 골반보다
넓게 벌린다.

손바닥은 아래쪽으로

발뒤꿈치는 가운뎃손가락
가까이로 가져간다.

대전근과 내전근군을 동시에 단련하여 하반신을 강화.
간접적으로 골반저근을 단련한다.

어깨와 무릎이 비스듬하게
일직선이 되도록 엉덩이를 띄운다.

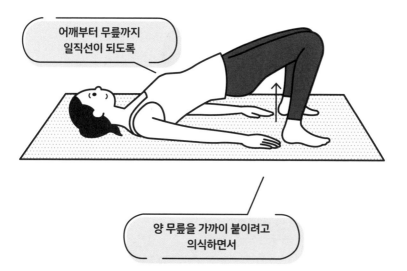

어깨부터 무릎까지
일직선이 되도록

양 무릎을 가까이 붙이려고
의식하면서

 이 자세를 10초간 유지

버드독 자세

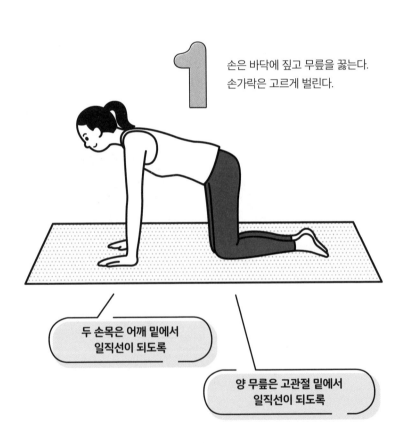

1 손은 바닥에 짚고 무릎을 꿇는다.
손가락은 고르게 벌린다.

두 손목은 어깨 밑에서
일직선이 되도록

양 무릎은 고관절 밑에서
일직선이 되도록

불안정한 자세를 유지함으로써 복횡근을 단련한다.
균형 감각을 길러 낙상 예방 효과도.

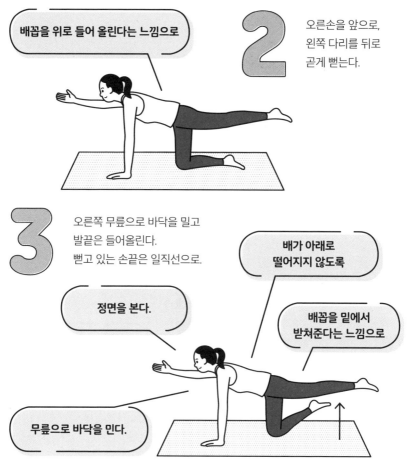

배꼽을 위로 들어 올린다는 느낌으로

2 오른손을 앞으로,
왼쪽 다리를 뒤로
곧게 뻗는다.

3 오른쪽 무릎으로 바닥을 밀고
발끝은 들어올린다.
뻗고 있는 손끝은 일직선으로.

배가 아래로
떨어지지 않도록

정면을 본다.

배꼽을 밑에서
받쳐준다는 느낌으로

무릎으로 바닥을 민다.

 이 자세를 10초간 유지. 팔과 다리를 바꾸어 같은 동작을 실시한다.

내전근을 통해 골반저근 강화

돌핀 트리

1 '차렷' 자세로 선다.
두 뒤꿈치를 붙이고 발끝은 벌린다.

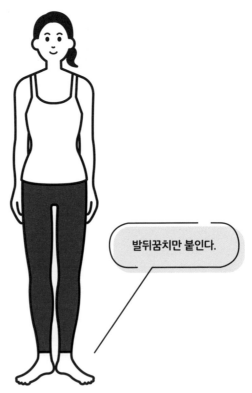

발뒤꿈치만 붙인다.

내전근군과 골반저근을 자극. 발끝으로 서면, 체간이 단련되어
자세가 개선되고 걷기 쉬워진다.

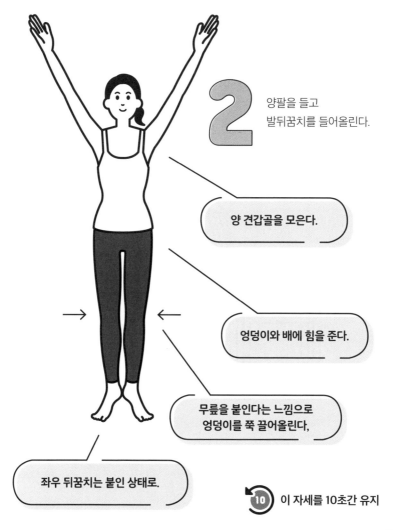

2 양팔을 들고
발뒤꿈치를 들어올린다.

양 견갑골을 모은다.

엉덩이와 배에 힘을 준다.

무릎을 붙인다는 느낌으로
엉덩이를 쭉 끌어올린다,

좌우 뒤꿈치는 붙인 상태로.

⟳ 10 이 자세를 10초간 유지

133

발뒤꿈치 들어올리기

1 의자 등에 손을 얹고 똑바로 선다.

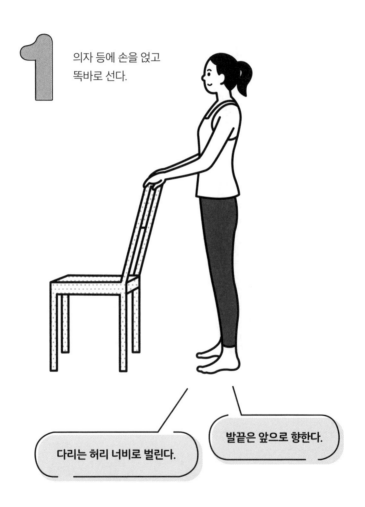

발끝은 앞으로 향한다.

다리는 허리 너비로 벌린다.

리드미컬하게 발뒤꿈치를 들어올려
뼈의 세로 방향에 충격을 가함으로써 하체의 뼈를 강하게 만들자.

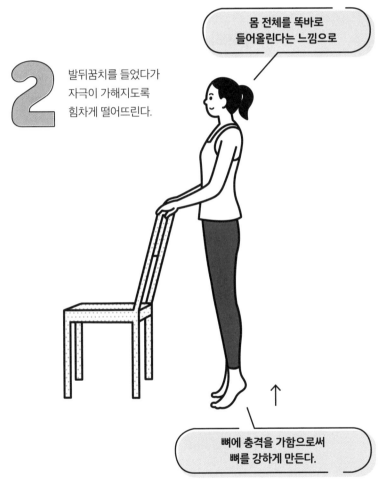

몸 전체를 똑바로
들어올린다는 느낌으로

2 발뒤꿈치를 들었다가
자극이 가해지도록
힘차게 떨어뜨린다.

뼈에 충격을 가함으로써
뼈를 강하게 만든다.

 이 동작을 10회 되풀이한다.

에스트로겐 감소로 인한

손가락의 불편한 증상

완경 전후에 생기는 손가락 저림이나 마비, 손가락 관절의 부종과 변형. 주로 '헤베르덴 결절'이나 '부샤르 결절'이 알려져 있다. 초기에는 엑스레이 검사로 관절의 변형이 보이지 않아 놓치기 쉬운데, 그대로 두면 진행되어 변형이 완성되고 손가락을 구부리기 어려워 일상생활에도 지장을 초래하므로 증상이 가벼울 때 적절히 대처하는 것이 중요하다.

이러한 손가락이 불편한 증상은 에스트로겐 감소와 관계가 있으며, 에스트로겐의 급격한 감소로 인해 관절과 힘줄을 보호하는 윤활액이 영향을 받아 발생한다.

특히 신체 말단에 있는 손가락은 혈액순환이 잘 안 될 수 있고 일상생활에서 사용빈도가 높으므로 부하가 걸리기 쉽다. 손가락에 불편함을 느낀다면 빨리 '수부 외과' 등 전문병원에서 진찰을 받자.

제 **4** 장

현명한 산부인과
이용법

HRT와 한방 치료

갱년기 증상을 당장 치료하고 싶다면 산부인과로 GO!

40대가 되면 산부인과 주치의를 갖자

월경 주기가 불규칙해지고 걱정 되는 갱년기 증상이 있다면 우선은 산부인과 상담을 하자.

갱년기에 나타나는 대부분의 불편한 증상은 난소가 에스트로겐을 만들 수 없기 때문에 생긴다. 그래서 부족해진 에스트로겐을 물리적으로 보충하자는 것이 호르몬 대체 요법(HRT=Hormone Replacement Therapy)의 개념이다. HRT는 갱년기 증상을 극적으로 완화시킬 뿐만 아니라 완경 후 건강 유지에도 큰 도움이 된다.

또한 체질에 맞게 처방하는 한방 치료는 갱년기 증상 개선에 효과적이다. 특히 불면증이나 어지럼증, 짜증, 우울증과 같은 정신적인 증상에 효과를 발휘한다.

여성의 몸은 여성 호르몬의 작용에 따라 다이내믹하게 변한다. 완경 후 약 40년을 활기차게 보내려면 갱년기를 어떻게 보내느냐가 중요하다. 산부인과 주치의의 도움을 받아 갱년기를 잘 대처해

갱년기 장애 치료 차트(예시)

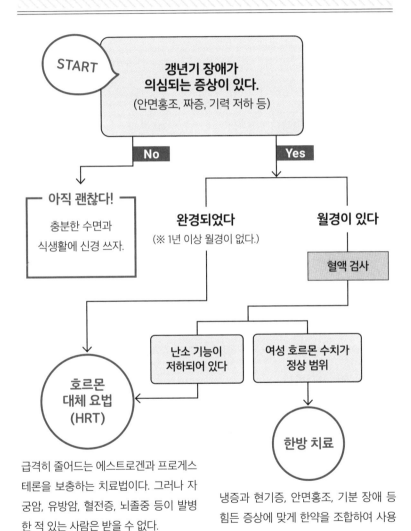

START

**갱년기 장애가
의심되는 증상이 있다.**
(안면홍조, 짜증, 기력 저하 등)

No

Yes

아직 괜찮다!

충분한 수면과
식생활에 신경 쓰자.

완경되었다
(※ 1년 이상 월경이 없다.)

월경이 있다

혈액 검사

**난소 기능이
저하되어 있다**

**여성 호르몬 수치가
정상 범위**

**호르몬
대체 요법
(HRT)**

한방 치료

급격히 줄어드는 에스트로겐과 프로게스
테론을 보충하는 치료법이다. 그러나 자
궁암, 유방암, 혈전증, 뇌졸중 등이 발병
한 적 있는 사람은 받을 수 없다.

냉증과 현기증, 안면홍조, 기분 장애 등
힘든 증상에 맞게 한약을 조합하여 사용
한다.

※ 일본에서 이루어지는 치료 차트 예시로 한국에서는 치료 과정이 다를 수 있다.

나가자.

산부인과에서 치료방침을 정할 때는 다음과 같은 진찰·검사가 이루어진다.

◆ 진찰 · 문진

초진에서는 문진표와 갱년기 지수(SMI)(→P.38) 기입, 의사의 문진이 이루어진다.

비만이나 급격한 체중 감소 등 신경 쓰이는 사항을 정리해 두고 월경 주기 · 월경 기간 · 마지막 월경이 언제였는지, 기왕력, 가족력, 현재 복용 중인 약이나 보충제, 최근의 건강검진 결과 등을 정리해 준비해두면 좋다. 이 밖에 갑상선 질환, 당뇨병, 간장병, 신장병 등의 지병이나 그 합병증도 확인한다.

◆ 검사

문진으로 갱년기 장애가 의심되는 경우에는 필요에 따라 다음과 같은 검사를 한다.

① 내진, 골반 초음파

자궁이나 난소의 상태를 확인한다. 갱년기에는 산부인과 계통의 질병에 걸릴 위험도 있어 질병의 조기 발견으로 이어지기도 한다.

② 혈액 검사

혈액 내 여성 호르몬의 농도를 조사하여 갱년기에 해당하는지 확인한다.

- E2(에스트로겐 수치)

- FSH(난포자극호르몬 수치)

- LH(황체형성호르몬 수치)

콜레스테롤, 간 기능, 빈혈 등 기본적인 수치도 체크한다.

③ 유방암 검진

유방암의 유무를 조사하기 위해 촉진이나 유방촬영술, 유방 초음파 검사 등을 실시한다.

④ 자궁체부암, 자궁경부암, 난소암, 자궁근종, 자궁내막증을
염두에 두고 검사

여성에게 위험이 있는 암의 유무를 조사하기 위해 초음파 검사와 함께 세포를 채취해 검사한다. 자궁근종이나 자궁내막종의 유무, 난소의 상태도 체크한다.

⑤ 골밀도 검사

골밀도도 여성 호르몬과 깊은 관련이 있다. DEXA(덱사)법 (→P.72)이라 불리는 검사로 뼈의 양을 측정해 정상 수치의 70% 이하면 골다공증으로 진단된다.

불편한 증상의 원인이 에스트로겐 감소에 의한 것으로 밝혀지면 산부인과에서 치료를 시작한다. HRT나 한방을 통한 치료를 검토한다.

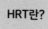

부족해진 여성 호르몬을 안전하게 충전하는 '공격 치료법'

안면홍조는 약 2개월 만에 90% 정도 개선!

호르몬 보충요법(HRT)은 완경으로 줄어든 여성 호르몬(에스트로겐)을 보충하는 치료법이다. 호르몬제를 사용한다고 하면 거부감을 느끼는 사람도 많을 것이다.

그러나 실제로 보충하는 호르몬은 아주 적은 양이다. 월경이 순조롭게 진행되는 연령대의 몸이 만들던 양의 3분의 1 정도에 불과하다. 또한 저용량 알약(→P.172)과 비교해도 상당히 소량이다. 최소한의 호르몬을 보충함으로써 갱년기 이후의 급격한 여성 호르몬 감소 곡선을 완만하게 만들어 증상을 완화한다.

일반적으로 열감, 안면홍조, 이상 발한, 가슴 두근거림 등 호르몬의 감소가 직접 영향을 미치는 증상이라면 HRT를 2개월 정도 지속하면 약 90% 정도 개선된다고 알려져 있다. 그만큼 즉각적인 효과를 볼 수 있는 치료법이다.

갱년기 증상이 신경 쓰이기 시작했다면 HRT에 관심을 가져보자.

HRT로 증상을 완화한다

HRT로 호르몬 보충

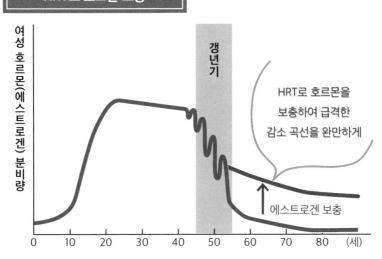

여성 호르몬(에스트로겐) 분비량

갱년기

HRT로 호르몬을
보충하여 급격한
감소 곡선을 완만하게

↑ 에스트로겐 보충

0　10　20　30　40　50　60　70　80　(세)

호르몬제 사용 목적

| 20대 | 30대 | 40대 | 50대 | 60대 |

저용량 알약

HRT

피임 및 월경 주기를 안정시켜 호르몬 밸런스의 불균형에서 오는 불편한 증상을 개선하는 것이 목적.

완경 전후부터는 HRT로 전환. 감소한 호르몬을 보충하는 정도이므로 호르몬의 양은 저용량 알약의 1/5 정도이며 효과는 완만하다.

한약

상태에 맞게 처방을 바꾸면서 여성의 불편한 증상을 지원. 연령대를 불문하고 사용할 수 있다.

143

HRT의
장점

안면홍조나 골량 유지에 효과
안티에이징 효과도

안면홍조를 억제하고 촉촉함을 되찾아 온몸이 젊어진다

HRT는 감소한 호르몬을 보충하여 심신의 불편한 증상을 개선하는 치료법이다. 그러므로 에스트로겐 수치의 저하로 야기되는 증상에 특히 효과를 발휘한다.

특징적인 세 가지 효과는 다음과 같다.

① 열감 개선

열감이나 안면홍조, 이상 발한 등과 같은 증상은 약 2개월이면 대부분 개선된다.

② 질 위축, 성교통의 개선

질 점막의 위축을 개선하고 촉촉하게 만들어 성교통이 경감된다.

③ 골다공증 예방

파골세포의 기능을 억제하여 골량을 유지한다. 관절 연골의 마모나 뼈의 변형, 손가락 통증이나 부종, 움직이기 힘든 증상이 있는 퇴행성 관절염 개선에도 도움이 된다.

HRT로 개선되는
갱년기 증상 TOP3

**열감, 안면홍조
이상 발한 등의
증상 개선**

갱년기 초기에 나타나는 신체적인 증상은 눈에 띄게 좋아지는 경우가 많다고 알려져 있다.

질염이나 성교통의 개선

질제를 이용하여 핀포인트에 접근도 가능. 효과를 알기 쉬운 부분이다.

골다공증 예방

HRT로 골밀도 저하를 방지한다.

그 밖에도 이런 작용이 있다.

의욕 저하 회복	우울감 회복	동맥경화 방지

피부의 촉촉함을 유지	나쁜 콜레스테롤을 줄이고 좋은 콜레스테롤을 늘린다.

쉽게 피곤했는데
나아졌어요.

화장이
잘 먹어요

일과 취미 모두
의욕이 생겼어요!

속속 이어지는 기쁨의 소리들!

145

그 밖에 HRT를 실시함으로써 다양한 개선 효과를 기대할 수 있다.

◆ 피부 미용 효과

피부 상태에 대해서도 HRT의 장점을 나타내는 연구 자료가 있다. HRT를 받고 있는 사람과 그렇지 않은 사람의 피부를 비교하면 전자 쪽이 콜라겐 함량이 좋은 상태로 유지되고 있음을 알 수 있었다.

콜라겐에는 피부 세포들을 접합시키는 기능이 있는데 나이가 들면서 줄어들어 피부 탄력을 잃게 된다.

그러한 콜라겐의 양을 증가시키는 것이 바로 에스트로겐이다. HRT로 에스트로겐을 보충하면 피부 표면에 있는 콜라겐의 양이 되돌아와 피부 탄력이 회복된다.

◆ 불면 개선 효과

HRT로 인한 불면 개선 효과는 그다지 기대하기 어렵다. 그러나 야간 취침 중 발한으로 인해 중도에 깨는 경우라면 HRT로 발한이 줄어들어 중도 각성이 개선될 가능성이 크다. 핫 플래시가 개선됨에 따라 잠을 잘 자거나 중도 각성이 줄어들기 때문이다.

◆ 기분 장애 개선 · 집중력 회복

갱년기 특유의 짜증과 우울감도 HRT로 좋아질 수 있다. 에스트로겐에는 항우울 작용이 있는데 갱년기가 되면 에스트로겐 분비가 급감하므로 정신적으로 불안정해지고 사소한 일로 짜증이 나거나 우울해지는 것이다. HRT로 에스트로겐을 보충하면 감정이 안정되고 짜증과 우울감이 가라앉는다.

그 외 심신을 편안하게 해주는 부교감신경의 기능과도 에스트로겐은 관계가 있어서 HRT로 에스트로겐을 보충하면 기분이 안정되고 집중력도 회복된다.

에스트로겐의 혜택을 받지 못하는 시간을 보다 건강하게 지내기 위해 HRT를 잘 이용하는 것도 한 방법이다.

나이가 들면서 걸리기 쉬운 생활습관병으로부터 몸을 지킨다

골절과 치주질환을 방지하고 혈관과 뇌를 건강하게 유지한다

HRT는 생활습관병을 예방하는 효과도 기대할 수 있다.

에스트로겐은 뼈를 강화하고 혈관의 유연성을 유지하며 나쁜 콜레스테롤(LDL)의 증가를 억제하는 기능이 있다. 완경 후에는 이러한 혜택을 받을 수 없게 되므로 골다공증이나 동맥경화 등의 위험이 커지는데, HRT를 실시하면 그러한 생활습관병을 예방하게 된다.

◆ 골다공증 예방

뼈는 한번 완성되면 변하지 않을 것 같지만 실제로는 매일 몸의 일부가 새로 만들어진다. 파골세포가 뼈를 부수고 골아세포가 새로운 뼈를 만드는 사이클의 균형이 잘 유지되고 있으면 골밀도를 유지할 수 있다. 또한 HRT를 받으면 와병생활의 원인이 되는 골절을 방지한다는 연구 결과도 있다.

파골세포의 기능을 컨트롤하는 것이 에스트로겐이다. 에스트로

HRT를 받으면
골절 예방 효과가 상승

완경 전후 골밀도 변화

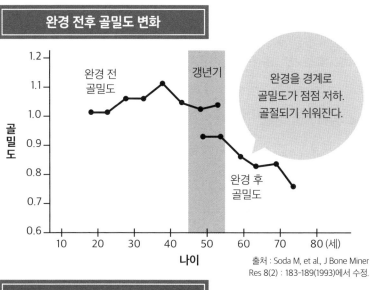

완경 전
골밀도

갱년기

완경을 경계로
골밀도가 점점 저하.
골절되기 쉬워진다.

완경 후
골밀도

출처 : Soda M, et al., J Bone Miner
Res 8(2) : 183-189(1993)에서 수정.

HRT의 골절 예방 효과

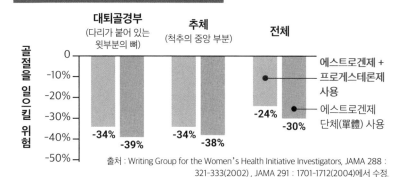

대퇴골경부
(다리가 붙어 있는
윗부분의 뼈)

추체
(척추의 중앙 부분)

전체

에스트로겐제 +
프로게스테론제
사용

에스트로겐제
단체(單體) 사용

-34%
-39%
-34%
-38%
-24%
-30%

출처 : Writing Group for the Women's Health Initiative Investigators, JAMA 288 :
321-333(2002) , JAMA 291 : 1701-1712(2004)에서 수정.

HRT로 대퇴골경부나 척추의 골절을 일으킬 위험이 낮아짐. 보행 능력을 유지하여 와
병생활을 방지한다.

겐이 체내에 있는 동안은 뼈를 부수고 만드는 리듬을 유지할 수 있지만 갱년기 이후 에스트로겐이 감소하면 파골세포의 기능이 활발해져 골밀도가 점점 낮아지게 된다. 그 결과 뼈가 약해진 상태가 골다공증이다.

HRT를 받으면 2년 정도 걸리지만 골밀도를 늘려 갈 수 있다. 그 후에도 계속하면 골량이 줄어드는 속도를 억제할 수 있다.

◆ 동맥경화 예방

에스트로겐은 LDL(나쁜) 콜레스테롤을 줄이고 HDL(좋은) 콜레스테롤의 기능을 활성화한다.

혈관의 탄력을 유지하는 물질 중에 일산화질소(NO)가 있는데, 이것은 혈관 내피세포에서 생산된다. 에스트로겐은 혈관 내피세포를 보호하여 NO를 늘리고 혈관을 부드럽게 유지하는 데 도움을 준다.

에스트로겐의 혜택을 받을 수 없게 되는 갱년기 이후에는 혈관이 손상되기 쉬운데, HRT를 받으면 혈관의 탄력을 유지할 수 있다.

그 밖에 HRT에 의한 혈압 안정과 혈당치 개선 등의 연구 결과도 있어 종합적으로 동맥경화 예방으로 연결된다고 할 수 있다.

◆ 치주질환 예방

피부나 점막과 마찬가지로 에스트로겐 감소로 인해 구강 내 점막도 건조해지기 쉽다. 그러면 치주질환이 증식할 위험성이 높아진다. "HRT로 침의 분비량이 늘어나 구강 내 건조감이 줄었다", "치주병이 개선되었다"라는 연구결과도 있다.

콜라겐은 잇몸을 구성하는 성분이다. 갱년기에 에스트로겐의 양이 줄면 콜라겐도 줄어든다. HRT로 에스트로겐의 양을 보충하면 콜라겐도 늘어나 잇몸 건강 유지에 도움이 된다.

HRT로 턱뼈가 강화되면 임플란트 정착이 쉽다는 보고도 있다.

◆ 알츠하이머 치매 위험을 낮출 가능성

현재도 연구가 진행되고 있지만 HRT로 알츠하이머 치매 위험을 감소시킨다는 연구 결과도 있다. 다만 인지기능에 장애가 나타난 후에는 HRT를 받아도 효과를 기대할 수 없다고 한다.

이처럼 HRT는 다양한 질병의 예방 효과를 인정받고 있다.

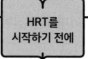
사전에 반드시
지병과 병력을 확인

암이나 다른 질병이 없는지 확인하고 시작한다

HRT를 받으려면 사전에 필요한 검사를 하고 의사와 상담한 후 신중하게 검토해야 한다. 산부인과 검진을 통해 자궁암이 없는지, 유방암 검진에서 이상이 없는지도 확인해야 한다. HRT에서 투여하는 여성 호르몬이 질병의 진행이나 재발 위험을 초래하므로 병에 걸린 지 10년 이상이 지난 사람은 반드시 의사에게 알려야 한다.

또한 자궁근종이나 자궁내막증 등이 있는 사람도 HRT로 증상이 진행될 수 있으므로 주의가 필요하다. 원인을 알 수 없는 부정출혈이 있는 사람도 HRT를 받을 수 없다.

또한 혈전증(→P.158)이 있는 사람이나 과거에 앓았던 사람, 협심증이나 심근경색, 뇌졸중 병력이 있는 사람도 받을 수 없다. 간질환, 신장병, 고혈압으로 혈압강하제를 복용하는 사람, 당뇨병으로 인슐린 치료 중인 사람, 유선증이 있는 사람도 세심한 주의가 필요하다.

HRT를 받을 수 없는 사람
주의가 필요한 사람

해당 되는 사람은 의사와 상담을

☐ 유방암, 자궁암, 난소암에 걸린 상태다. 또는 의심이 된다, 기왕력이 있다.

☐ 자궁근종 · 자궁내막증 · 자궁선근증에 걸린 상태다. 또는 기왕력이 있다.

☐ 부정출혈이 있다. 그 증상이 심하다.

☐ 혈전성 질환에 걸린 상태다. 또는 기왕력이 있다.

☐ 간기능 장애 · 신기능 장애가 있다.

☐ 협심증이나 심근경색, 뇌졸중에 걸린 상태다. 또는 기왕력이 있다.

☐ 고혈압 · 당뇨병이 있다.

☐ 유선증이 있다.

대부분의 여성이 HRT를 받을 수 있지만 몸 상태에 따라서는 호르몬제를 사용하지 못할 수도 있다. 또한 현재 다른 약을 사용하고 있는 사람은 반드시 의사에게 알린다. 임신이 의심되는 경우에는 받을 수 없다. 난치병인 포르피린증의 급성 발작을 일으킨 적이 있다면 받지 못할 수 있다.

처방약의 특징을 파악한 후
지속하기 쉬운 방법을 선택

에스트로겐제 + 프로게스테론제 조합 사용이 기본

HRT 치료의 주체는 의사가 처방한 호르몬제를 직접 사용하는 방법이다. 에스트로겐제와 프로게스테론제를 조합하여 사용하는 것이 일반적이다.

에스트로겐만 보충하면 자궁내막이 두꺼워져 자궁체부암 발병 위험이 높아지기 때문이다.

처방약에는 경구약(먹는 약=정제)이나 경피약(부착약=패치, 바르는 약=젤, 좌약=질제) 등의 유형이 있으며, 메인이 되는 에스트로겐제, 에스트로겐+프로게스테론 배합제, 프로게스테론제 등 3종류가 있다(→P.156~157).

갱년기 증상의 치료를 목적으로 하는 경우에는 대부분 건강보험이 적용된다. 진찰료와 검사료를 별도로 하고 1개월 약값은 10,000원~28,000원 정도이다.

라이프 스타일이나 목적에 따라 선택할 수 있다

먹는다

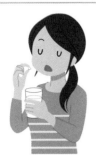

알약을 먹는 유형. 약의 증량이나 감량이 간단하고 먹기만 하면 되므로 간편. 단, 위나 간이 약한 사람에게는 적합하지 않다.

붙인다

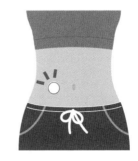

붙이면 피부를 통해 직접 혈관으로 흡수된다. 위나 간에 영향을 적게 주고 싶을 때 선택되는 경우가 많다.

바른다

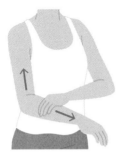

젤 혹은 크림 상태의 약을 발라 피부를 통해 혈관으로 흡수시킨다. 위에 부담이 적은 것이 포인트.

넣는다

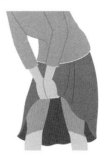

외음부 가려움증이나 건조감, 성교통 등 음부의 증상이 심한 경우 선택. 전신 증상이 없는 경우는 이것이 가장 효과가 높다.

갱년기 장애에 사용되는 주요 약

제품명 / 성분명	식약처 허가 사항
리브론 정 2.5mg	자연적인 또는 수술에 의한 완경 이후의 증상(홍조, 야간 발한), 골절되기 쉬운 완경 이후 골다공증.
안젤릭 정	① 완경 후 일년이 지난 에스트로겐 결핍증에 대한 호르몬 대체 요법. ② 골절 가능 위험성이 증가된 완경 후 여성의 골다공증 예방.
크리멘 28정	완경 후 여성의 에스트로겐 결핍 증상의 경감을 위한 호르몬 대체 요법.
프레미나 정 0.3mg 프레미나 정 0.625mg	성선기능저하증, 난소적출, 난소기능부전으로 인한 저에스트로겐증, 위축성 질염, 위음위축증, 갱년기 장애, 가능성 자궁출혈, 골다공증, 완경 후의 유방암.
디비나 정	완경 후 여성의 에스트로겐 결핍 증상의 경감을 위한 호르몬 대체 요법.
리비알 정	완경 후 1년이 경과한 여성의 에스트로겐 결핍 증상, 골절위험성이 높은 완경 이후 여성의 골다공증 예방.
에스디올 하프 정	완경 후 1년 이상된 여성의 에스트로겐 결핍 증상에 대한 호르몬 대체 요법. 골다공증 예방.
크리안 정	완경 후 여성의 에스트로겐 결핍 증상의 경감을 위한 호르몬 대체 요법.

클리오벨 정	완경 후 1년 이상된 여성의 에스트로겐 결핍 증상에 대한 호르몬 대체 요법. 골다공증 예방.
페모스톤 정, 페모스톤 콘티 정	손상되지 않은 자궁을 가진 여성의 자연적 혹은 의인성 완경 (마지막 생리 후 최소 1년 경과된 시점) 후 에스트로겐 결핍 증상의 경감을 위한 호르몬 대체 요법. 골다공증 예방.
프레다 정 1mg	에스트로겐 결핍 증상(갱년기 장애), 완경 후 골다공증
프로기노바 1mg	갱년기 증상의 경감을 위한 호르몬 대체 요법.
프로기노바 2mg	갱년기 증상 치료를 위한 호르몬 대체요법, 골다공증 예방.

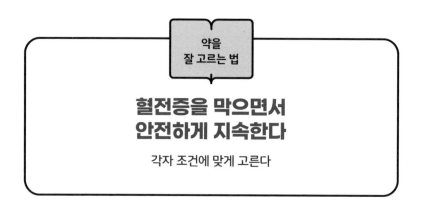

혈전증을 막으면서
안전하게 지속한다

각자 조건에 맞게 고른다

HRT에서 사용하는 약의 종류와 양은 나이와 증상, 월경의 유무, 자궁의 유무(수술로 자궁을 적출한 경우), 완경 여부, 완경 후의 경과 연수, 지병이나 지금까지 걸린 질병 등을 고려하여 결정된다.

참고로 자궁근종 등으로 자궁 절제술을 받아 자궁이 없을 시에는 자궁체부암의 위험이 없으므로 일반적으로 에스트로겐제를 단독으로 사용한다. 자궁이 있는 여성은 에스트로겐에 의한 자궁 내막 증식을 억제하기 위해 에스트로겐과 프로게스테론 복합제를 쓴다. 에스트로겐을 투여하면서 매달 12~14일만 프로게스테론을 투여하는 방식이다.

기본적으로 위험도는 매우 낮으나 유해반응이 있을 수 있기 때문에 이상 증상 (질 출혈, 유방 압통, 체중 증가, 오심, 부종 등) 발생시 복용 여부를 의사와 상의해야 한다.

각 처방약의 특징은 다음과 같다. 경구약의 경우 입에서 식도와

위를 지나 장으로 이동하며, 그 후 간에 도달해 혈액 속으로 흡수
된다. 이 과정에서 적지 않게 분해되는 성분도 있으므로 흡수되는
여성 호르몬 농도가 다소 떨어질 가능성도 있다.

게다가 간에서 분해될 때 생기는 대사물질이 HRT의 부작용으
로 알려진 혈전증의 원인이 될 가능성도 부정할 수 없다.

혈전증은 혈액 속에서 여러 원인(비만이나 흡연, 하체 혈류 정체,
이상지질혈증, 당뇨병, 동맥경화 등의 만성병)에 의해 만들어진 혈전
(혈액 덩어리)이 혈관을 막거나 혈류를 타고 다른 부위(뇌나 심장)로
옮겨져 장기 장애를 일으키는 질병이다.

HRT로 인해 에스트로겐이 간에서 분해될 때 혈액을 응고시키
는 물질이 만들어지기 쉬워 혈전증의 위험이 커지는 것이다.

이 경우, 간을 지나지 않고 경피 흡수할 수 있는 패치나 젤 등의
붙이는 약이나 바르는 약을 선택하면 혈전증의 위험을 낮출 수 있
는 것으로 알려져 있다.

이들은 성분이 피부에 흡수돼 직접 혈관으로 운반되어 전신에
도달하며 약제가 간에서 분해되지 않기 때문에 경구약에 비해 간
의 부담이 적다.

경구약의 혈전증 리스크에 대해서는 50대 여성 1000명이 사용
하면 1.1명 정도의 비율로 발병하며 60대는 1000명 중 1.6명 정도
의 비율로 발병한다.

따라서 비만이나 흡연, 만성병 등이 없는 혈전증 위험이 낮은 사

람이 사용하는 것은 문제가 없는 편이다. 이처럼 에스트로겐제에는 선택지가 있지만 프로게스테론제는 기본적으로 경구약이다.

경구약이나 젤은 보통 1일 1회 사용하며 패치는 2~3일에 1회 붙이는 것이 일반적이다. 올바른 사용법을 확인하고 안전하게 치료받자.

그러나 경피약은 피부가 약한 사람에게는 가려움증이나 피부염이 생기기 쉽고 잘 벗겨진다는 것이 단점이다.

패치의 경우는 2~3일 동안 붙여두기 때문에 자주 벗겨지면 약제 성분이 불균등하게 흡수되어 부정출혈이 늘어나는 경우도 있다. 이럴 때는 바르는 젤 타입이나 경구약으로 변경할 필요가 있다.

약은 잊어버리지 않기 위해 매일 같은 시간에 사용하도록 하자. 만약 제시간에 사용하지 못했다면 알아차린 시점에 바로 사용하도록 한다.

만약 알아차린 시점이 다음번 사용 시간과 가까울 때는 잊어버린 회분은 사용하지 않고(한 번 건너뜀) 다음번에 정해진 용량을 사용하도록 한다.

잊어버렸다고 한 번에 2회분의 약을 사용하면 절대 안 된다. 2회분을 사용한다고 해서 2배의 효과를 기대할 수 있는 것이 아니며 반대로 부작용 증상이 나타날 위험이 있기 때문이다.

갱년기 장애 치료에서 가장 중요한 것은 지속성이다. 주치의와 상담한 후 자신의 라이프 스타일에 맞는 최상의 방법을 찾기 바란다.

또한 HRT 약과 다른 약을 병용하고 싶다면 반드시 의사에게 상담하자.

대부분의 약은 병용할 수 있으며 한약이나 정신계의 약을 조합하는 경우도 흔하다. 약의 종류나 양을 바꾸는 등 치료를 하면서 업데이트할 수도 있다. 의사에게 확인한 후 사용하도록 하자.

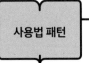
출혈 컨트롤로 선택하는
두 가지 투여법

완경 후 1년 이상 지났다면 지속적 병용 투여법이 지속성 면에서 좋다

약 투여법에는 주로 Ⓐ휴약하지 않는 방법(지속적 병용 투여법)과 Ⓑ휴약하는 방법(주기적 병용 투여법)의 2가지가 있다.

에스트로겐은 갱년기의 불쾌 증상을 완화시켜 주지만 자궁내막을 증식시키는 작용도 하기 때문에 단독으로 사용하면 자궁체부암이 발병하기 쉽다.

그래서 필요한 것이 프로게스테론제이다. 인공적으로 자궁내막의 증식을 억제하고 자궁내막을 청소함으로써 자궁체부암의 위험을 줄여주는 것이다.

투여법의 차이는 이 프로게스테론의 보충 방법에 있다. 일반적으로 완경 후 1년 이상 지난 사람에게는 Ⓐ가, 완경 전~완경 후 1년 이내인 사람에게는 Ⓑ가 권장되지만 케이스에 따라 달라질 수 있다.

선택의 주된 목표는 HRT의 일반적인 부작용인 부정출혈(월경 이외의 출혈)을 컨트롤하는 것이다.

투여 방법은 주로 2가지(예시)

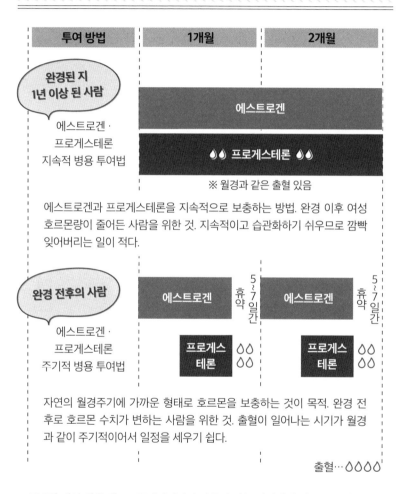

투여 방법	1개월	2개월

완경된 지 1년 이상 된 사람

에스트로겐·프로게스테론 지속적 병용 투여법

에스트로겐

♦♦ 프로게스테론 ♦♦

※ 월경과 같은 출혈 있음

에스트로겐과 프로게스테론을 지속적으로 보충하는 방법. 완경 이후 여성 호르몬량이 줄어든 사람을 위한 것. 지속적이고 습관화하기 쉬우므로 깜빡 잊어버리는 일이 적다.

완경 전후의 사람

에스트로겐·프로게스테론 주기적 병용 투여법

에스트로겐 / 5~7일간 휴약 / 에스트로겐 / 5~7일간 휴약

프로게스테론 ♦♦♦♦ / 프로게스테론 ♦♦♦♦

자연의 월경주기에 가까운 형태로 호르몬을 보충하는 것이 목적. 완경 전후로 호르몬 수치가 변하는 사람을 위한 것. 출혈이 일어나는 시기가 월경과 같이 주기적이어서 일정을 세우기 쉽다.

출혈…◊◊◊◊

HRT의 메인 약은 에스트로겐제이지만 자궁이 있는 사람에게 단독으로 사용하면 자궁체부암이 생길 위험이 있다. 따라서 위험을 줄이기 위해 프로게스테론제를 병용한다.

※ 일본에서 이루어지는 치료 예시로 한국에서는 치료 과정이 다를 수 있다.

Ⓐ 지속적 병용 투여법

에스트로겐제와 프로게스테론제를 동시에 매일 연속으로 병용하는 방법이다. 휴약기간은 없다. 인공적으로 쌓인 자궁내막이 넘치는 상태가 되면 6개월 정도 예정 외의 출혈이 보이지만 점차 사라지므로 걱정할 필요는 없다.

사용법이 간편하고 잊어버리는 경우가 적어 관리하기 쉬운 것이 특징이다. 지속적으로 프로게스테론이 보충되므로 자궁체부암 예방 효과가 높은 것이 장점이다.

Ⓑ 주기적 병용 투여법

월 전반(10~12일간)에는 에스트로겐제를 매일 단독으로 사용하고 월 후반(10~12일간)에는 에스트로겐제와 함께 프로게스테론제를 병용한다. 그 후 5~7일간 휴약하는 방법이다. 완경 전~완경 후 1년 이내일 경우 추천한다.

에스트로겐제와 더불어 프로게스테론제를 일정 기간만 사용함으로써 정기적으로 출혈을 일으키고 예정 외의 출혈을 일으키지 않는 방법이다.

휴약기간을 둠으로써 매월 며칠간 월경과 같은 출혈이 일어나며 자궁내막의 증식을 막아 자궁체부암을 예방한다.

에스트로겐제를 단독으로 투여하는 기간에는 자궁내막이 약간 증식하고, 후반에는 프로게스테론제가 그 증식한 자궁내막을 유지한다. 그리고 프로게스테론제를 다 복용한 후 휴약기간에 들어갈 무렵 월경과 같은 출혈이 나타난다.

휴약 기간을 두면 체내의 호르몬량이 급격히 감소하지만 그로 인해 자궁은 자궁내막을 유지할 수 없게 되어 출혈이 일어나는 것이다. 이는 원래의 호르몬 분비에 가까운 투여법으로 출혈을 정기적으로 일으키기 위해 사용된다.

완경 전후의 시기는 난소 기능이 저하되어 있다고는 해도 아직 난소에서 소량의 호르몬이 분비되고 있으며 자궁내막도 호르몬제에 민감하게 반응한다. 이 시기에 HRT를 시작해 호르몬제에 의한 자극을 계속 주면 자궁내막을 유지할 수 없게 되어 간헐적이고 부정기적으로 부정출혈이 발생한다.

이 출혈은 갑자기 시작되거나 몇 주 동안 지속되는 등 불확실하여 컨트롤을 할 수 없다. 이렇듯 '언제 출혈이 있을지 예상할 수 없다'는 번거로움 때문에 HRT를 중단하는 사람도 적지 않다.

참고로 출혈이 있다해도 실제로 배란이 일어나는 월경과는 달리 체내의 호르몬 환경을 인공적으로 월경에 가까운 상태로 유지하는 상태이므로 완경 후라면 임신 가능성은 없다.

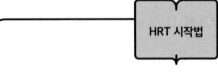

에스트로겐 중단 기간을 HRT로 단축시킨다

시작하기 가장 좋은 때는 완경 전후

HRT를 시작하는 최고의 타이밍은 단언컨대 완경 전 또는 완경 후 빠른 시일 내이다.

에스트로겐이 급감하는 이 시기에는 불편함을 강하게 느끼고, 또한 HRT 치료 효과를 쉽게 얻을 수 있기 때문이다.

또한 조기에 시작하는 장점으로는 동맥경화 예방을 들 수 있다. 에스트로겐에는 동맥경화를 막는 기능이 있으며 완경되어 에스트로겐이 감소하면 동맥경화가 일어나기 쉬워진다는 것은 앞에서 설명한 바와 같다.

완경 전이나 완경 후 바로 HRT를 시작해 에스트로겐의 양이 줄어들거나 중단되는 기간을 단축함으로써 동맥경화를 예방하고 혈관을 유연하게 유지하며 골다공증을 막을 수 있다. 피부의 위축을 방지해 아름다운 피부를 유지하는 등 안티에이징 효과도 기대할 수 있다.

일반적으로는 완경 후 5년 이내에 HRT를 시작하는 것이 권장된다. 아직 완경되지 않았더라도 월경주기가 불규칙해지고 갱년기 증상이 있으며 FSH(→P.46) 수치가 상승했다면 치료를 위해 HRT를 시작해도 된다.

갱년기의 에스트로겐 농도는 오르락내리락하므로 에스트로겐이 감소하지 않았더라도 FSH 수치가 상승했다면 HRT를 시작한다.

다만 적은 양이지만 아직 자체 에스트로겐이 난소에서 분비되고 있으므로 HRT를 통해 추가된 에스트로겐과의 상호작용으로 뜻밖의 출혈이 일어날 수 있다.

한편 완경된 지 10년 이상 지난 후 시작하는 리스크에 대해 연구한 해외 보고가 있다. 60세 이상이거나 완경된 지 10년 이상 지난 후에 HRT를 시작하면 협심증이나 심근경색 등의 위험이 증가할 우려가 있다고 지적한다.

단 사전 검사에서 동맥경화나 혈전증의 위험이 낮았던 경우에는 완경 후 10년 이상이 지났어도 의사의 판단에 따라 HRT를 시작할 수 있다.

HRT는 나이, 증상, 월경 유무, 완경 후 연수, 자궁 유무, 라이프스타일 등 그 사람의 상태에 따른 투여 방법을 선택할 수 있다. 의사와 상담하면서 최적의 방법을 찾기 바란다.

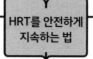
정기검진과 건강 관리로
평생 지속할 수 있다

증상에 따라 중단 또는 재개도 가능

HRT를 계속해 나간다면 다음과 같은 과정을 거친다.

① 경과 관찰

증상의 변화와 부작용 유무 등을 의사가 확인. 필요에 따라 약의 종류를 바꾸거나 투여 일정을 재검토한다.

② 정기적으로 검사를 받으면서 지속

유방암과 자궁암 검사를 비롯한 정기적인 검진을 매년 1회 반드시 받는다. 몸의 증상이나 변화에 맞춰 약물의 양과 종류, 투여 방법 및 일정을 재검토한다.

③ 지속 혹은 중지를 판단

불편한 증상이 없어져 더이상 HRT가 필요 없다고 생각되면 치료를 중단해도 된다.

HRT를 시작하면 대개는 몇 개월 만에 증상이 개선되므로 거기서 치료를 그만두어도 좋다. 상태를 보면서 만약 불편함이 다시 나타나면 HRT를 재개할 수도 있다.

계속해 보고 자신에게 맞지 않는다고 생각했을 때도 의사와 상담 후 언제든지 그만둘 수 있다. HRT에서 한방 치료로 전환하는 방법도 있다.

또한 나이가 들면서 몸이 에스트로겐이 적은 상태에 익숙해지면 증상도 진정되는 경우가 많으므로 그 타이밍에 그만두는 것도 좋다.

그런데 'HRT 사용 기간은 5년까지'라고 말하는 사람도 있다. 5년 이상 계속하면 유방암 위험이 다소 커진다고 알려져있지만 (→P.170) 원래 갱년기는 생활습관병이나 자궁체부암에 걸리기 쉬운 시기이기도 하다.

HRT로 안정적인 컨디션을 평생 유지하고 싶다면 경과 관찰과 정기적인 검진으로 철저히 건강관리를 확실히 하면서 평생 지속할 수도 있다.

또한 HRT의 동맥경화나 협심증, 심근경색 등의 예방 효과는 HRT를 시작하여 5년 이상이 지난 후에 효과를 얻을 수 있다는 것이 최근 밝혀졌다.

치료 기간을 길게 함으로써 얻을 수 있는 이러한 장점도 고려하면서 중단과 재개, 지속 여부에 대해서는 반드시 의사와 상의한 후 결정하도록 하자.

최신 연구에서 밝혀진
암과의 상관성

정기적인 산부인과 검진으로 암에 대비한다

HRT의 부작용으로는 부정출혈, 유방의 땅김과 통증, 복부 불쾌감, 두통 등이 있다. 이러한 증상은 보통 HRT를 지속하다 보면 점차 가라앉는데, 투여 방법이나 투여량을 조정함으로써 경감할 수도 있으므로 의사와 상담하는 것이 좋다.

HRT를 계속할 때 걱정되는 것이 유방암이나 자궁체부암, 난소암 등의 위험이다. 결론부터 말하자면 HRT를 받을 경우의 유방암 발병 위험은 1000명 중 1명 이하 정도의 증가라는 검증 결과가 발표되었다.

HRT를 받지 않은 경우 1년 만에 1000명 중 3명에게 유방암이 발병한데 비해 HRT를 1년 받은 경우 1000명 중 3.8명에게 유방암이 발병했다는 데이터가 있는 것이다.

그러나 이는 알코올 섭취나 비만, 흡연 등 생활습관과 관련된 요인에 의한 위험 상승과 동등하거나 그 이하의 수준이다.

또한 그 밖의 연구보고도 함께 검증한 결과 HRT 가이드라인에서는 에스트로겐+프로게스테론 병용법의 경우 5년 미만에서는 유방암의 위험이 유의미하게 상승하지 않는다는 결론이 나왔다.

자궁체부암에 대해서는 프로게스테론제를 병용하여 자궁내막을 보호하면 주기적 병용 투여법의 경우 5년까지 사용해도 위험이 상승하지 않음을 확인했다.

또한 지속 병용 투여법의 경우에는 자궁체부암의 위험을 상승시키지 않는, 즉 예방 효과가 있는 것으로 결론났다.

자궁경부암의 경우 암이 생기는 부위에 따라 관련성이 나뉘는데, 편평상피암에 대해서는 관련성이 인정되지 않았지만 선암에 대해서는 HRT를 5년 이상 지속하면 위험이 상승할 가능성이 있다는 견해가 있다.

난소암 위험에 대해서는 HRT의 지속 기간이 길수록 상승 가능성이 있다고 하지만 1000명 중 1명 정도의 비율이라는 보고가 있다.

또한 암의 유전 위험에는 주의가 필요하다. 연 1회 정기적인 암 검진을 받는 동시에 어머니나 할머니, 자매 등 가족 중에 산부인과 계통의 암에 걸린 사람이 있다면 유전 위험이 높을 수 있다. 의사와 상담 후 HRT 시작 및 지속에 대해 신중하게 검토하자.

HRT를 안심하고 안전하게
계속하기 위해서는

시작 후의 사소한 트러블

불규칙한 출혈이나 복부·유방의 압통, 부종 등을 느낄 수 있다. 하지만 대부분은 계속하다 보면 신경 쓰이지 않게 된다. 계속될 경우 약을 바꾸면 나아질 수도 있다.

불규칙한 출혈	복부 불쾌감
유방 압통	부종

계속함으로써 생각할 수 있는 위험

혈전증

비만이 있거나 고령인 사람은 HRT를 시작하면서 조금 늘어난다고 한다.

뇌졸중

고혈압이 있는 사람은 조금 늘어난다고 한다. 또한 약에 포함된 에스트로겐 양이 많은 경우에도 위험이 조금 커진다.

심근경색

HRT를 시작한 시기가 60세 미만이고 완경 후 10년 이내일 때는 위험이 증가했다는 데이터가 없다.

유방암

에스트로겐과 프로게스테론을 병용한 HRT로 유방암 위험이 조금 늘었다는 해외 데이터가 있다. 다만 그 위험성은 생활습관에 의한 위험과 동등하거나 그 이하라는 것이 밝혀졌다.

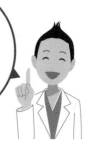

HRT 여부와 상관없이 최근 유방암이 늘고 있다. 정기 검진이 중요하다.

저용량 알약에
대하여

갱년기 치료에는 저용량 알약을
사용하지 않는 것이 원칙

50세 이후에는 HRT로 전환하자

저용량 알약(=저용량 경구 피임약/OC:Oral Contraceptives)은 배란을 억제하고 자궁내막을 착상이 어려운 상태로 만들어 피임 효과를 촉진하는 피임약이다.

산부인과에서는 월경불순이나 월경곤란증 등의 월경트러블, PMS(월경전증후군), PMDD(월경전 불쾌기분장애) 등에 저용량 알약과 동일한 성분의 약제 LEP(렙, 저용량 에스트로겐·프로게스테론 배합제)가 치료에 사용되며 저용량 알약과는 구별된다.

저용량 알약은 에스트로겐과 프로게스테론을 포함하며 월경이 있는 여성에게 사용된다. 저용량이라고는 하지만 그것은 피임약의 중간 수준이며 OC로 보충하는 에스트로겐의 양은 HRT 표준량의 약 5~6배(50μg)나 되어 40세 이상에게는 지나치게 많다.

또한 40세 이후인 사람이 복용을 시작하기에는 혈전증의 위험이 커 추천할 수 없으며 갱년기 장애의 치료로는 일반적으로 사용되지 않는다.

게다가 OC와 HRT는 에스트로겐과 프로게스테론의 비율이 다르다. OC는 프로게스테론이 중심이지만 HRT는 에스트로겐이 중심이다. 따라서 갱년기 증상의 치료에는 알약을 먹는 것보다 HRT를 받는 것이 효과적이다.

또한 OC는 HRT보다 6배 이상이나 호르몬 활성이 높아 나이가 들수록 혈전증이 생길 위험이 커진다. 그래서 갱년기에 접어든 45세부터 50세 정도에 HRT로 전환하는 것이 권장되고 있다.

혈전증의 위험이 낮다고 판단되는 사람은 50세까지 혹은 완경까지 계속 사용할 수 있다. OC를 사용하는 사람은 약물에 의해 월경을 통제하므로 완경 시기가 명확하지 않다.

40대 후반이 되면 휴약 기간에 혈액 검사를 받아 자신의 호르몬 수치를 확인하는 것이 좋다. 검사 결과 난소의 기능이 저하되어 있는 수치라면 HRT로 전환할 것을 의사와 상담하자.

HRT는 저용량 알약보다 더 완만하게 작용한다

저용량 알약 여성 호르몬의 잦은 오르내림을 안정시키고 조절하기 위해 처방된다.

HRT 여성 호르몬을 보충하는 약인 것은 저용량 알약과 다르지 않지만 최소한의 필요한 양을 보충하여 불편한 몸 상태를 돕는 것이 HRT. 보충량은 극히 미미하다.

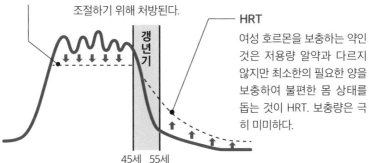

갱년기

45세 55세

저용량 알약과 HRT의 차이

	저용량 알약	HRT(호르몬 보충요법)
사용하는 약	에스트로겐+ 프로게스테론 함유제	에스트로겐제+ 프로게스테론제
대상자	월경이 있는 여성, 완경 전 여성	에스트로겐 양이 감소한 여성 완경 후 여성
사용 목적	피임, 월경곤란증, 자궁내막증 치료, PMS, PMDD 개선 등	갱년기 불편함 개선, 완경 후 에스트로겐 감소로 인한 골다공증 등의 치료
작용	배란을 억제하는 동시에 얇은 자궁 내막만 준비돼 월경이 가벼워진다. 두 여성 호르몬의 일일 변화가 적어지므로 몸의 불편함이 개선된다	나이가 들면서 부족해진 에스트로겐을 아주 조금 보충하여 갱년기 증상을 완화한다
보충 에스트로겐량	50μg(HRT의 약 5~6배)	완경 전 에스트로겐 양의 1/4~1/2 이하
약제의 형상	정제	정제, 패치, 젤, 질제

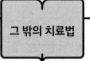
완경 전이라면 피임 시스템을 자궁 안에 넣는 방법도

최장 5년까지 장착할 수 있는 미레나

갱년기 장애 치료의 하나로 IUS(Intrauterine System)라는 피임용 기구를 활용할 수 있다. 제품명은 '미레나'라고 하며 2cm 정도의 작은 기구이다.

미레나를 자궁 안에 넣으면 부가되어 있는 프로게스테론이 조금씩 방출되면서 자궁내막이 얇은 상태로 유지되어 피임이 가능한한편, 과다월경이나 월경곤란증의 증상 완화에 도움을 주기 때문에 과다월경과 월경곤란증에 대해서 보험 적용이 된다.

월경이 순조로울 때 미레나를 넣어 두면 월경통과 월경 출혈량이 줄어든다. 또한 자궁내막 증식을 억제하기 때문에 자궁체부암의 위험도 줄일 수 있다.

미레나는 산부인과에서 의사가 장착한다. 우선, 자궁의 위치와크기, 골반 내 장기 상태 등을 검사하고, 임신하지 않았는지 성병에걸리지 않았는지 확인한다.

이어서 자궁 입구를 소독한 후 가늘고 부드러운 플라스틱 튜브를 사용하여 미레나를 자궁 내에 삽입한다. 삽입 후에는 정기적으로 진료를 받아 미레나의 위치를 확인해야 한다.

처음에는 미레나가 피임만을 목적으로 하여 자비 진료였지만 현재는 과다월경이나 월경곤란증의 치료법으로 인정되어 보험이 적용된다. 미레나를 장착하고 있으면 프로게스테론이 자궁 내에 있으므로 HRT의 프로게스테론제로 이용할 수도 있다.

월경이 순조롭게 진행되고 있는 나잇대부터 미레나를 넣어두면 갱년기 증상이 나타날 경우 에스트로겐만 붙이는 약이나 바르는 약으로 보충하면 되므로 간편하고 지속하기 쉽다고 할 수 있다.

일단 미레나를 장착하면 완경까지 최장 5년간 효과를 발휘한다.

체질에 맞게 정신적 불편함을 완만하게 개선하는 한방 치료

다양한 증상을 완화시켜 HRT와 병용할 수 있다

일본에서는 산부인과 의사의 무려 97% 이상이 치료에 한약을 사용한다는 데이터가 있을 만큼 한방 치료는 HRT와 견줄만한 주력 치료법이다.

HRT는 에스트로겐 부족으로 인한 불편함에 효과를 발휘하는데, 한방이 잘 듣는 분야는 짜증이나 우울증, 권태감, 두통, 야간의 중도 각성과 같은 폭넓은 부정호소나 정신적 불편함이다.

한방약에는 자연계의 식물과 광물에서 얻은 약효성분인 '생약'이 여러개 배합되어있다. 그래서 한 종류의 한방약으로도 다양한 증상에 효과가 있는 것이다.

HRT와 조합하여 사용할 수도 있다. 예컨대 주로 핫 플래시를 고민하는 사람에게는 먼저 HRT를 사용하고 그 후에도 여전히 다른 증상이 남아 있는 경우는 한약재로 보충한다.

한방약은 우리에게 익숙한 양약과는 다른 개념으로 처방된다.

원래 한방에서는 심신의 불편함을 '기·혈·수의 균형이 무너진 상태'로 파악한다. '기(氣)'란 눈에 보이지 않지만 몸속을 일정한 페이스로 돌고 있는 생명 에너지를 말한다.

'혈(血)'은 이른바 혈액으로, 온몸을 돌면서 영양분과 산소를 보내는 작용을 한다. 그리고 '수(水)'는 혈액 이외의 수분을 말하는데, 진액이라고도 불리며 온몸을 촉촉하게 만든다.

또한 한방에서는 생식능력이나 체내의 잉여물을 배설하는 기관을 '신(腎)'이라고 부른다. 신은 생명력이나 젊음을 의미한다.

여성 호르몬이 감소하는 갱년기는 기와 혈이 부족하거나 순환이 나빠지기도 한다. 게다가 신의 기능도 저하되므로 다양한 불편함이 나타난다고 여겨지는 것이다.

이러한 한방의 독자적인 관점에서 본 체질을 '증(證)'이라고 한다. '증'은 체력이 있는 '실증(實證)', 체력이 없는 '허증(虛證)', 그 중간인 '중간증(中間證)'으로 나누어진다.

한방에서는 그 사람의 체질에 맞는 약을 선택하는 것이 매우 중요하며 한의사는 환자의 '증'을 세세히 살펴 약을 처방한다.

대략적인 체질을 파악하는 정도라면 셀프 체크도 가능하니 자신의 유형을 알아두면 좋을 것이다(→P.180).

한방약을 고르기 전에
자신의 유형을 체크

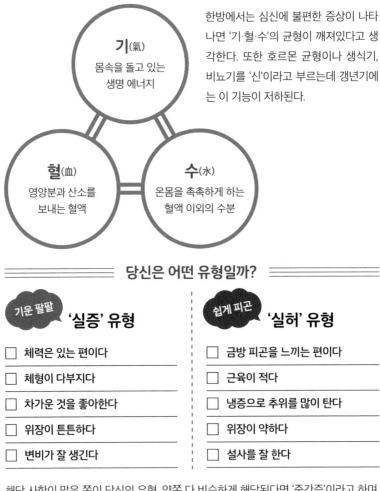

기(氣)
몸속을 돌고 있는
생명 에너지

혈(血)
영양분과 산소를
보내는 혈액

수(水)
온몸을 촉촉하게 하는
혈액 이외의 수분

한방에서는 심신에 불편한 증상이 나타나면 '기·혈·수'의 균형이 깨져있다고 생각한다. 또한 호르몬 균형이나 생식기, 비뇨기를 '신'이라고 부르는데 갱년기에는 이 기능이 저하된다.

당신은 어떤 유형일까?

기운 팔팔 '실증' 유형

☐ 체력은 있는 편이다

☐ 체형이 다부지다

☐ 차가운 것을 좋아한다

☐ 위장이 튼튼하다

☐ 변비가 잘 생긴다

쉽게 피곤 '실허' 유형

☐ 금방 피곤을 느끼는 편이다

☐ 근육이 적다

☐ 냉증으로 추위를 많이 탄다

☐ 위장이 약하다

☐ 설사를 잘 한다

해당 사항이 많은 쪽이 당신의 유형. 양쪽 다 비슷하게 해당된다면 '중간증'이라고 하며, 가장 이상적이다.

갱년기 증상에 효과가 있는 대표적인 한약재가 '가미소요산(加味逍遙散)'이다. '소요'란 '어슬렁거리며 돌아다닌다'라는 의미로, 갱년기의 변화하는 증상에 대해 효과적인 약이다.

사용해 본 사람의 약 74%가 효과를 느끼고 있다는 보고도 있는 만큼 갱년기 증상에 효과가 있을 가능성이 가장 크다. 망설여진다면 이 약을 시도해 보는 것도 좋겠다.

'가미소요산'은 특히 체질이 허약하고 정신 불안이 있는 사람에게 적합하다. 또한 현기증, 야간의 중도 각성 외에도 짜증·우울·불안 등의 정신적인 증상, 냉증 등에도 효과가 있다.

'계지복령환(桂枝茯苓丸)'이 잘 듣는 분야는 두통이나 상열감, 안면홍조로 대략 70%의 개선율이 보고되고 있다. 자궁근종에 12개월 정도 사용하면 근종의 체적이 20% 정도 줄어든다는 데이터도 있다.

'당귀작약산(当帰芍薬散)'은 현기증·기립성 어지럼증, 머리 무거움, 어깨 결림, 요통, 다리와 허리 냉증 등의 갱년기 증상을 개선하는 것으로 유명하다. 이것은 약 65%의 사람에게 효과가 있었다고 보고되고 있다.

또한 한방약끼리 조합해서 사용하기도 한다. 예컨대 갱년기 증상 전반에 가미소요산을 사용하고, 그래도 의욕이 나지 않는 사람에게는 보조제 형태로 다른 한약을 사용하기도 한다.

그 밖에도 체질을 정비하고 갱년기의 증상 개선에 도움을 주는 각종 한방약이 있으므로 증상에 맞게 선택하면 된다.

◆ 한방약 복용법

HRT가 비교적 단기간에 효과를 느낄 수 있는 데 반해 한방약은 8주에서 12주는 지속적으로 복용해야 효과를 실감할 수 있다. 한방약은 식전·식간의 공복 시에 먹는 것이 기본이다.

◆ 한방약은 건강보험 적용

HRT 약물과 달리 한방약은 의사의 처방전 없이도 구할 수 있다. 한방약국 외에 약국에서도 살 수 있으므로 이곳을 이용해도 좋겠다. 한방약은 어느 정도 장복해야 효과를 발휘한다. 지속적으로 복용하지 못한다면 큰 의미가 없기 때문이다.

건강보험이 적용되는 한약이라면 비용면에서도 부담이 줄어든다. 만약 걱정되는 증상이 있어서 한약을 복용하고 싶다면 우선은 산부인과에 가서 상담하자. 자신에게 맞는 약을 추천받을 수 있고 비용적으로도 무리 없이 지속할 수 있다.

이상, 산부인과에서 받을 수 있는 주요 갱년기 장애 치료에 대해 설명했다. 특히 HRT는 갱년기 장애 치료의 중요한 선택사항 중 하나지만, 올바른 생활습관이 전제되어야 한다.

앞에서 설명한 식사와 적당한 운동을 실행에 옮겨 생활습관을

갱년기 증상에 효과가 있는 다양한 한방약

가미소요산
(加味逍遙散)

─

체질이 허약하고 지치기 쉬우며 정신불안이 있는 사람에게.

계지복령환
(桂枝茯苓丸)

─

두통이나 어지럼증, 상열감, 어깨 결림 경감에 사용.

당귀작약산
(当帰芍薬散)

─

체력이 없고 냉증으로 쉽게 피곤을 느끼는 사람에게.

도핵승기탕
(桃核承気湯)

─

심한 상열감과 짜증, 변비, 어깨 결림을 완화한다.

억간산
(抑肝散)

─

갱년기의 짜증이나 화를 억제하고 불면증을 개선.

감맥대조탕
(甘麦大棗湯)

─

마음의 불안과 흥분 상태를 진정시키고 릴랙스 시킨다.

여신산
(女神散)

─

상열감이나 어지럼증에 이용되며 핫 플래시를 경감시키는 데 도움이 된다.

온청음
(温清飲)

─

혈액순환을 촉진하고 피부 건조를 막아 손발의 화끈거림을 가라앉힌다.

시호가용골모려탕
(柴胡加竜骨牡蛎湯)

─

정신적으로 불안정하고 우울감이 강한 사람의 증상을 완화한다.

가미귀비탕
(加味帰脾湯)

─

체력이 없고 혈색이 좋지 않은 사람의 권태감이나 불면에 효과적.

방기황기탕
(防已黄耆湯)

─

뚱뚱한 사람의 다한, 권태감, 비만 등의 개선에 사용.

보중익기탕
(補中益気湯)

─

권태감과 식욕 부진을 돕고 체력 저하를 막는다.

183

정비하고 스트레스를 해소하기 위해 노력하는 등 건강한 일상생활
이 기본임을 잊지 마시기 바란다.

걸리기 쉬운
질병으로부터
몸을 보호한다

여성의 암과 생활습관병

자궁체부암 대책

50세 이후 급증!
비만 예방과 조기 발견이 포인트

부정출혈을 놓치지 말자

자궁에 생기는 암에는 '자궁경부암'과 '자궁체부암'이 있는데 갱년기에 특히 주의해야 할 것은 여성 호르몬의 혼란에서 오는 자궁체부암이다.

완경 전후의 50~60대에 급증하며 약 80%가 완경 후에 발생한다. 자궁 안쪽에 있는 자궁내막에 생기기 때문에 '자궁내막암'이라고도 불린다.

여성 호르몬인 에스트로겐과 프로게스테론이 균형 있게 분비되고 있으면 설령 자궁내막에 비정상적인 세포가 발생하더라도 정기적으로 떨어져 나가기 때문에 자궁체부암은 잘 생기지 않는다. 하지만 여성 호르몬의 균형이 깨지는 완경 전후에는 자궁내막의 이상증식이 일어나 자궁체부암의 위험성이 높아진다.

주요 증상은 초기에 나타나는 부정출혈(완경 후 출혈·월경 시 이외의 출혈)이다. 암이 진행되면 배뇨 곤란, 배뇨통, 성교통 등을 동

자궁체부암은 조기발견이 중요!

암이 생기는 장소	자궁체부(자궁내막)
발병하기 쉬운 연령대	50~60대(피크는 50대)
주요 원인	여성 호르몬
발병하기 쉬운 사람	완경 전후, 늦은 완경, 월경불순, 배란장애, 임신·출산 경험이 없음, 에스트로겐 제제의 장기 사용, 비만, 고혈압, 당뇨병, 유방암이나 대장암의 가족력.
증상	부정출혈(초기), 소변이 잘 나오지 않는다, 배뇨 시에 통증을 느낀다, 성교통이 있다, 하복부나 허리가 아프다.
예방	비만을 막는다. 자궁내막의 이상증식을 막는다.
조기 발견	부정출혈이 있으면 반드시 산부인과 진료를 받을 것. 초음파 검사+자궁 내막의 조직 검사를 실시하는 경우가 많다
치료법	기본은 수술. 방사선 치료, 항암제 치료가 이루어지기도 한다.

바이러스 감염이 원인인 '자궁경부암'

자궁경부암은 자궁 입구에 생기는 암으로 주로 30~40대에 발병한다. 원인은 발암성인 HPV(인유두종바이러스) 감염에 의한 것.
성관계를 통해 바이러스가 들어오므로 성교를 시작한 연령이 낮거나 성 경험 상대의 숫자가 많으면 그만큼 걸릴 위험성이 높아진다.

반하게 된다.

부정출혈이 있으면 만약을 위해 산부인과 진료를 받고 질초음파검사(에코) 등으로 자궁내막의 증식 여부를 조사해 암의 여부를 확인한다. 또한 완경 후 혈액이나 고름 같은 것이 섞인 분비물이 보일 때도 마찬가지로 진료와 검사를 받자.

여성 호르몬의 균형이 깨진 탓에 젊을 때부터 월경이 불순했던 사람이나 에스트로겐 분비 과잉이 되기 쉬운 출산 경험이 없는 사람, 50대 후반에 늦게 완경된 사람은 주의가 필요하다.

또한 배란장애나 다낭성난소증후군(난포의 성장이 도중에 멈춰 수많은 작은 난포가 난소 안에 남아 있는 질병) 등 난소 트러블도 원인이 된다.

그밖에도 에스트로겐은 지방 조직에서도 만들어지기 때문에 비만 역시 암의 위험을 높인다. 평소 적정 체중을 유지하고 완경 후에는 특히 체중 조절에 유의하자.

포인트는 완경 여부와 상관없이 부정출혈을 간과하지 않는 것이다. 완경 전후에는 매년 자궁체부암 검진을 받아 조기에 발견하도록 노력하자.

가족 중에 자궁체부암을 비롯해 유방암이나 대장암에 걸린 사람이 있는 경우에도 주의해야 한다. 또한 고혈압이나 당뇨병 같은 생활습관병과의 연관성도 지적되고 있다.

이처럼 대부분의 자궁체부암은 에스트로겐과 관련하여 생기는 경우가 많지만 완경 후 여러 해가 지난 고령자의 자궁내막에 생기는 예도 있다.

자궁체부암이 발견되었을 때는 암이 이미 진행된 경우가 많은데, 이런 경우에는 예후도 좋지 않으므로 정기적인 검진이 최선의 대책이다.

자궁체부암은 진행 상태에 따라 4개의 단계로 분류된다.

I기는 암이 자궁체부에 있는 것, II기는 암이 자궁경부에 퍼져 있지만 자궁을 넘지는 않은 것, III기는 암이 자궁에 퍼져 있지만 골반을 넘지는 않은 것 또는 자궁의 림프절로 퍼져 있는 것, IV기는 암이 골반을 넘었거나 방광이나 장점막에 침윤한 것이 분명한 것, 원격 전이가 있는 것이다.

치료는 수술이 기본이며 원칙적으로 자궁뿐만 아니라 전이되기 쉬운 난소와 난관도 절제한다. II단계 이후에는 주위의 림프절도 절제한다. 수술로 절제할 수 없는 장소에 암이 있는 경우는 방사선 치료나 항암제 치료가 이루어진다.

I기와 II기에 발견되면 치료 성적도 양호하다.

자궁경부암은 자궁 입구에 생기는 암으로 HPV(인유두종바이러스)의 감염이 주된 원인이다. 30~40대의 비교적 젊은 세대에 많으며 자각 증상이 거의 없다.

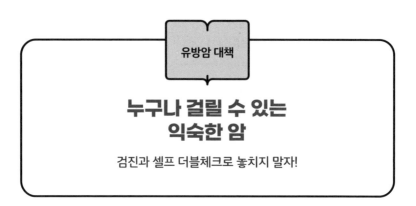

누구나 걸릴 수 있는 익숙한 암

검진과 셀프 더블체크로 놓치지 말자!

유방암은 유선에 생기는 악성 종양이다. 유선에는 유즙을 운반하는 유관과 유즙을 만드는 소엽이 있으며 유방암의 대부분은 유관에 생긴다. 초기에는 거의 증상이 없다.

암이 진행됨에 따라 유방이나 겨드랑이 밑에 응어리가 느껴진다, 유방의 모양이 변형되었거나 움푹 패여 있다, 유두에 염증이나 분비물이 있다는 등의 증상이 나타난다.

여성 암 중에서 가장 많으며 매년 9만 명이 걸린다. 여성 약 10명 중 1명은 유방암에 걸린다는 데이터가 있을 정도로 매우 가까이에 있는 암이라고 할 수 있다.

일본에서는 30대 후반 이후에 발병률이 급상승하며, 40대 후반과 60대 전반에 발병률이 최고조에 달하는 것이 특징이지만, 70대 이후의 고령자도 걸리므로 여성이라면 평생 주의해야 할 암이라고 할 수 있다.

유방암은 여성 호르몬의 자극에 의해 증식하므로 월경이 있는 기간이 길었던 사람일수록 위험성이 높다. 초경이 빨랐던 사람이나 완경 연령이 늦은 사람은 주의가 필요하다.

또한 수유와 유방암의 발병 연관성을 뒷받침하는 연구 결과가 많은데, 수유 경험이 없는 사람은 수유 경험이 있는 사람에 비해 발병 위험성이 높으며 수유 기간이 길수록 발병 위험성이 떨어지는 것으로 확인되었다.

유방암과 출산 경험의 연관성에 대해서는 지금까지는 출산 경험이 없는 사람의 유방암 발병 위험성은 그렇지 않은 경우의 2.2배로, 출산 경험이 많을수록 유방암 발병 위험성이 낮아지며 초산 연령이 젊을수록 발병 위험성도 낮아지는 것으로 알려져있었다.

그러나 최근 이러한 경향은 유방암의 유형을 호르몬 수용체별로 나눈 4가지 유형 중 하나에 한정된 것이며 그 외의 유형에 대해서는 출산 경험이나 초산 연령과 관련성이 없는 것으로 보고되고 있다.

유방암은 생활습관과도 밀접하게 관련되어 있다. 완경 전후를 불문하고 알코올 섭취가 유방암의 발병 위험성을 높이는 것이 확실하며 섭취량이 증가할수록 위험성도 높아진다. 물론 흡연도 고위험 요인이다.

에스트로겐은 지방 조직에서도 만들어지기 때문에 비만 역시 암의 위험성을 높인다. HRT 치료에서 사용하는 에스트로겐제에 대해서는 유방암의 위험을 거의 걱정하지 않아도 된다(→P.170).

그 밖에 유방암 중 5~10%는 유전성으로 알려져 있다. 어머니나 자매, 할머니 등 혈연자 중에 유방암이나 난소암에 걸린 사람이 있다면 그렇지 않은 경우에 비해 유방암 발병 위험성이 높아질 수 있다.

유방암의 5년 생존율(치료 후 5년간 사는 사람의 비율)은 조기(I기 또는 II기)에 발견되면 90% 이상이며, 10년 생존율도 I기에는 거의 100%라는 통계가 있다. 조기에 발견해 적절히 치료하면 낫는 암이므로 매년 유방암 검진(촉진, 유방 촬영, 유선 초음파 검사)과 매월 셀프 체크로 몸을 지키자.

셀프 체크 방법은 다음과 같다. 거울 앞에서 양팔을 올리고 유방 모양에 변형이나 움푹 패인 곳이 없는지 살펴본다.

그런 다음 겨드랑이 아래에서 유방에 걸쳐 손을 넣고 유방을 건져 올리듯이 만지면서 응어리나 이물감이 없는지 확인한다. 목욕할 때 습관처럼 하는 것이 좋다.

치료는 조기이고 종양이 작으면 유방을 보존하는 수술이 첫 번째 선택지다. 종양이 비교적 크고 온존 수술이 어려운 경우에는 유방 전절제술을 실시한다. 수술 후에는 호르몬 요법(내분비 요법), 항HER2 요법(분자 표적약 치료), 화학 요법(항암제 치료) 등을 실시한다.

유방암 위험이
높은 사람, 낮은 사람

	위험성이 높다	위험성이 낮다
월경	초경이 빠르다, 완경이 늦다	표준
체격	키가 크다	키가 보통이거나 작다
유전	혈연자 중에 있다	혈연자 중에 없다
출산 경험	경험 없음 · 고령 출산	경험 있음
수유 경험	경험 없음	경험 있음
체형	비만	표준
알코올	마신다	마시지 않는다
흡연 습관	있음(간접흡연 포함)	없음
운동 습관	없음	적당히 있음
당뇨병	있음	없음

참고 : 국립암연구센터 암정보서비스/일본유방암학회 '환자를 위한 유방암 진료 가이드라인 2019년도판'

유방암은 체격이나 체형, 유전 외에도 수유 경험이나 생활습관 등 그 원인이 다양하므로 40세 이상의 여성이라면 누구나 걸릴 위험이 있다.

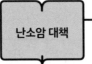

완경 후 발병률 최고조!
자각 증상 없는 까다로운 암

산부인과 검진 시 내진으로 찾아내는 경우도 있다

난소에 생기는 악성 종양이 난소암이다.

난소암이 많이 발병하는 연령대는 40~60대 중반이며 최고조에 달하는 것은 50대이다. 대부분의 경우 완경 후에 발병한다. 일본에서는 연간 1만 명이 난소암에 걸리는데 자각 증상이 적어 발견하기 어려운 까다로운 암이다.

난소암 발병은 배란할 때 난소 표면에 생기는 상처와 관계가 있다고 여겨지며, 임신·출산 경험이 없는 등 배란 횟수가 많은 사람일수록 위험성이 높아진다.

배란 때마다 난소에서 난자가 빠져나오기 때문에 난소가 손상된다. 난소는 매번 손상과 복구를 반복하는데 그 과정에서 암이 발생할 수 있다. 임신·출산 경험이 없는 사람은 그만큼 배란을 많이 하게 되어 위험성이 높다.

또한 월경 주기의 이상이나 무월경, 심한 월경통 등의 생리 불순이 오랫동안 계속되는 사람은 난소 기능에 어떤 문제가 있을 가능성이 있으므로 주의가 필요하다.

난소암의 약 10%는 유전적 요인이 있는 것으로 알려져 있으며, 혈연자 중에 난소암이나 유방암에 걸린 사람이 있다면 위험성이 높아진다고 한다.

그 밖에 난소에 자궁내막이 증식하는 자궁내막증의 일종인 '초콜릿 낭포'가 있는 사람도 난소암 발병 위험이 높다고 할 수 있다.

난소는 원래 작기 때문에 부어 있어도 초기에는 자각 증상을 느끼기 어려운 장기이다. 암이 진행되면 하복부 땅김, 압박감, 통증, 응어리 등이 나타난다.

'식후가 아닌데 배가 나와 있다', '하복부에 압박감이 있어 화장실에 가고 싶어지지만 소변은 나오지 않는다', '풍선처럼 배가 불룩해졌다', '치마 사이즈가 늘어났다', '갑자기 배가 아프다' 등의 증상이 있다면 빨리 진찰을 받자.

조기 발견의 핵심은 역시 1년에 한 번 산부인과 검진을 받는 것이다. 조기 발견이 어려운 암이지만 내진으로 발견되기도 하며, 난소 종양의 크기와 경도, 가동성과 주위 장기와의 위치 관계 등을 알 수 있다. 또한 초음파를 통한 영상 검사와 혈액 검사도 매우 유용하다.

난소는 골반 깊숙이 있으므로 자궁처럼 체외에서 세포를 채취해 검사할 수 없다. 조용히 진행되므로 어느 정도 진행된 후에 발견되는 경우가 많은 암이다.

난소암 치료의 기본은 수술+항암제이다. 암이 최대한 남지 않도록 단계에 따라 자궁, 난소, 난관, 림프관 등을 적출한다.

난소암은 항암제의 유효성이 높아 환자의 60~80%는 암이 작아진다. 상당히 진행된 난소암이라도 항암제가 효과가 있을 수 있으며 먼저 항암제로 암을 줄인 후 수술을 하기도 한다.

참고로 저용량 알약으로 배란을 억제하면 난소암의 위험이 낮아진다는 데이터가 보고되고 있다. 그 밖에 난소암의 위험 요인으로 비만, 알코올 과다 섭취, 흡연 등을 들 수 있다.

평소 고칼로리·고지방 식사를 피하고 살이 찌지 않도록 주의하며 알코올을 삼가고 금연하자.

난소암 위험이 높은 사람

50~60대이다	임신 · 출산 경험이 없다
장기간 생리 불순이 있었다	비만
자궁내막증이 발병한 적이 있다	친족 중에 난소암이 발병한 사람이 있다

난소낭종이란?

난소 안에 생기는 덩어리를 난소 종양이라고 하는데 그중에서도 주머니 모양의 병변 안에 액체가 들어있는 것을 난소낭종이라고 한다. 20~40대의 비교적 젊은 층에서 잘 생기고 대부분 양성이다.

다만 완경 후에 악성 종양(암)으로 변할 수 있으므로 1년에 한 번 산부인과 검진을 빠뜨리지 않도록 하자.

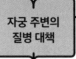

자궁근종, 자궁선근증, 자궁내막증 대처법

완경에 따른 경과 관찰의 포인트

자궁암 이외의 자궁 관련 질병으로는 '자궁근종', '자궁내막증', '자궁선근증'이 있는데 이 세 가지를 '여성의 3대 양성질환'이라고 한다.

생명에 지장이 없으므로 '양성'이라 부르지만 월경통, 메스꺼움, 요통, 두통, 짜증, 설사와 같은 증상을 동반하므로 필요한 치료를 받도록 하자. 완경과 함께 증상이 가라앉는 것이 일반적이다.

자궁에 생기는 것은 자궁근종과 자궁선근증이다. 자궁근종은 자궁에 양성의 혹(종양)이 생겨 커지는 질병이다.

자궁선근증은 본래 자궁내막에 있어야 할 자궁내막 조직이 자궁근층 안에 생겨 자궁근층이 두꺼워지고 자궁이 커지는 질병이다.

자궁내막증은 본래 자궁 안쪽에 있어야 할 자궁내막 조직이 자궁 이외의 장소에 생긴 것을 말한다. 그중 난소 안에 생긴 내막증을 '초콜릿 낭포'라고 한다.

◆ **자궁근종**

자궁과 난소의 질환 중 갱년기 전후의 여성에게 가장 많은 것이 자궁근종이다. 성인 여성 3~4명 중 1명에게 있다고 하며 작은 것까지 포함하면 대부분의 여성이 가지고 있다고도 한다.

흔히 발생하는 것은 자궁근층에 생기는 '근층내근종'이다. 또한 자궁내막 안쪽 점막에 생기는 '점막하근종'은 증상이 심하게 나타난다. 바깥쪽 장막에 생기는 '장막하근종'은 커질 때까지 증상이 거의 없다.

자궁근종의 주요 증상은 출혈시 간 모양의 혈액 덩어리가 섞여 나온다, 출혈의 양이 많다, 월경 기간이 길어진다, 부정출혈이 있다, 하복부에 딱딱한 응어리가 있다 등이다. 출혈량이 증가함에 따라 빈혈 증상도 나타난다.

자궁근종은 에스트로겐에 의해 자라므로 완경도 늦어지는 경우가 적지 않다. 그러나 완경을 맞으면 크기가 점차 줄어든다. 자궁근종 치료의 기본은 수술을 통한 근종 절제다. 자궁을 모두 절제하는 '자궁전적출술', 근종만 제거하는 '자궁근종절제술' 외에도 절제하지 않고 근종으로 향하는 혈류를 막는 '자궁동맥색전술' 등이 있다.

증상이 없고 크기가 3cm 내외면 1년에 한 번 경과 관찰, 그 이상의 크기면 6개월에 한 번 정기적으로 검사를 받는다. 갱년기 이후에 HRT를 검토하고 싶은데 근종이 커질까 봐 망설여진다면 의사와 상담하자.

◆ 자궁선근증

자궁내막과 비슷한 조직이 자궁벽인 자궁근층 안쪽에 생기는 질병이다. 월경통이나 과다월경이 주요 증상으로 40대에 가장 많이 나타나며 출산 경험이 있는 여성들에게 많은 것으로 알려져 있다.

이는 임신 중 자궁이 커지고 자궁근층에 틈이 생겨 내막과 같은 조직이 쉽게 파고든 것이 원인일 가능성이 높다. 호르몬 요법 외에 수술도 검토되지만 완경 후에 더 악화되는 일은 거의 없다.

◆ 자궁내막증

30대 전반에 가장 많이 발병하지만 40대 이후 주의가 필요한 것이 난소 내에 생기는 '초콜릿 낭포'이다. 낭포의 크기에 따라 난소를 절제하는 경우도 있다. 완경 후에 암으로 변할 위험도 높으므로 다른 두 질환과 달리 완경 후에도 산부인과 진료가 필수이다.

자궁내막증의 2대 증상은 통증과 불임이다. 심한 월경통 외에 요통, 하복부통, 배변통, 성교통 등이 있다. 치료는 염증이나 유착이 없는 경우, 통증 경감을 목적으로 하는 호르몬 요법이 시행된다.

자궁과 그 주변에 생기는
여성의 3대 양성 질환

자궁선근증

자궁내막 조직이 자궁근층 안쪽에 생기는 것.
40대의 출산 경험이 있는 여성에게 많이 발생.
월경통이나 경혈의 양이 많아지는 증상이 있다.

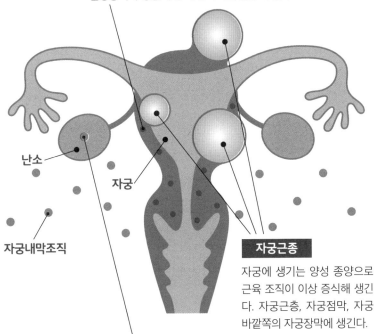

난소

자궁

자궁내막조직

자궁근종

자궁에 생기는 양성 종양으로
근육 조직이 이상 증식해 생긴
다. 자궁근층, 자궁점막, 자궁
바깥쪽의 자궁장막에 생긴다.

자궁내막증

자궁내막 조직이 난소나 복막 등 자궁 안쪽이
아닌 곳에 생기는 병. 강한 통증을 초래하며
불임의 원인이 된다. 그 중 난소 안에 생긴 것
을 초콜릿 낭포라고 한다.

당뇨병을 막아 전신의 혈관을 건강하게 유지한다

식사와 운동으로 혈당 조절을 잘하자

당뇨병은 혈액 속의 포도당 농도(혈당치)가 너무 높아지는 질병이다. 식사를 통해 장에서 흡수된 포도당이 혈액 속으로 들어가면 췌장에서 즉시 인슐린이 분비되고 혈액 속의 포도당이 신속하게 세포 내로 흡수되어 에너지원으로 사용된다.

당뇨병은 인슐린 분비량이 부족하거나 인슐린이 정상적으로 작동하지 않아 혈액 속의 포도당이 세포 내로 흡수되지 않는 질병이다.

건강한 사람이라면 식후 혈당치가 일시적으로 높아져도 인슐린의 작용으로 포도당이 자연스럽게 세포 내로 흡수되어 혈당치가 떨어지게 되어 있다.

그러나 당뇨병에 걸리면 췌장이 아무리 인슐린을 분비해도 소용이 없어서 포도당이 세포에 흡수되지 못한 채 혈액 속에서 늘어나 혈당치가 항상 높은 상태가 된다.

포도당은 세포 내에 들어가 에너지로 사용되면 문제가 없지만,

혈액 속에서는 혈관에 상처를 내 동맥경화(혈관이 딱딱해지는 병)를 일으킨다.

뇌와 심장의 혈관에 영향을 미치면 뇌졸중이나 심근경색 등의 중대한 질병을 초래하고, 당뇨병이 진행되면 당뇨병성 망막증이나 당뇨병성 신장병, 당뇨병성 신경장애 등 심각한 합병증을 초래한다.

에스트로겐은 혈당치를 낮추는 인슐린의 작용을 돕는 역할을 하는데, 갱년기가 되면 에스트로겐이 감소하기 때문에 인슐린의 기능이 저하되고 혈당이 잘 떨어지지 않아 당뇨병에 걸리기 쉽다.

완경 후 내장 지방이 쉽게 쌓이는 것도 당뇨병의 한 요인이다. 초기에는 거의 증상이 없으며, 전신권태감, 피로감, 손발 저림, 냉증, 부종, 피부 가려움증, 건조, 침침한 눈, 빈뇨·잔뇨감 등이 나타나면 이미 진행되고 있는 경우가 많으므로 예방이 중요하다. 1년에 한 번 건강 검진을 통해 혈당치를 체크해 두자.

특정 검진에서는 공복 혈당치 100mg/dL 이상 또는 HbA1c(헤모글로빈에이원씨, 혈중 당화 헤모글로빈이 존재하는 비율) 5.6%를 고혈당의 기준으로 삼고 있다. 당뇨병이 의심되면 우선 내과에서 진찰을 받아 보도록 하자.

탄수화물 과다 섭취, 자기 전 음식 섭취, 급격한 혈당 상승을 초래하는 식사 습관을 삼가고 식이섬유를 적극적으로 섭취하며 운동 습관을 길러 당뇨병을 예방하자.

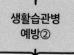

이상지질혈증을 막아
동맥경화로부터 몸을 보호한다

LDL 콜레스테롤 수치를 적정하게 유지하자

이상지질혈증은 갱년기 이후 발생하기 쉬운 생활습관병이다. 이
상지질혈증은 공복 시의 LDL(나쁜) 콜레스테롤, HDL(좋은) 콜레스
테롤, 중성지방(트리글리세라이드) 수치를 통해 진단한다.

이상지질혈증이 되면 혈액 속 총콜레스테롤과 LDL 콜레스테롤,
중성지방이 증가하고 HDL 콜레스테롤이 감소한다.

콜레스테롤은 에스트로겐의 재료로 쓰이기 때문에 에스트로겐
이 만들어지는 동안에는 콜레스테롤이 사용되어 낮게 억제되지만,
갱년기 이후에는 콜레스테롤의 재고가 늘어나 총콜레스테롤 수치
가 올라간다.

과도한 콜레스테롤이 들어있는 혈액이 혈관 속을 흐르면 잉여
콜레스테롤이 혈관 안쪽에 달라붙어 혈관이 딱딱해지는 '동맥경
화'를 일으킨다.

동맥경화는 뇌경색, 뇌출혈, 협심증, 심근경색 등의 생명과 관련

된 중대한 질병과 직결되므로 이상지질혈증을 방지하는 것이 중요하다.

이전에는 총콜레스테롤 수치가 일정한 범위를 초과하면 이상지질혈증으로 간주하여 치료 대상으로 여겼지만 실제로는 나쁜 콜레스테롤 수치(LDL)가 높은 경우에 혈관이 막혀 동맥경화를 초래할 위험성이 높다.

또한 중성지방치도 중요하다. 동맥경화를 진행시키는 것은 혈관 벽으로 파고드는 콜레스테롤 성분이며 중성지방이 직접 혈관 벽에 쌓이는 것은 아니지만 중성지방도 혈관의 흐름을 방해하는 것으로 알려져 있다.

실제로 LDL 콜레스테롤 수치와 중성지방이 모두 높은 경우도 많다. 기준치로는 LDL 콜레스테롤이 140mg/dL 이상, HDL 콜레스테롤이 40mg/dL 미만, 중성지방이 150mg/dL 이상 중 하나인 경우에 이상지질혈증으로 진단한다.

매년 건강검진으로 수치를 파악해 두도록 하고 이상지질혈증이 의심되면 우선 내과에서 진찰을 받자.

복부에 지방이 쌓이는 내장지방형 비만은 중성지방이 늘어나는 원인이 되므로 탄수화물이나 알코올, 콜레스테롤이 많은 식품, 동물성 지방의 과다 섭취를 삼가고 충분한 식이섬유를 섭취하여 늘 적정 체중을 유지하자.

고혈압은 50대 이후 급증
두통과 어지럼증을 동반한다

지금 당장 저염을 습관화하자

혈액이 동맥을 흐를 때 혈관 안쪽에 가해지는 압력을 혈압이라고 한다. 고혈압이란 안정된 상태의 혈압이 만성적으로 정상치보다 높은 상태를 말한다. 최고 혈압이 140mmHg 이상, 최저 혈압이 90mmHg 이상일 경우 고혈압으로 진단한다.

갱년기가 되어 발생하는 고혈압을 갱년기 고혈압이라고 한다. 40대에서 9.5%였던 고혈압 여성의 비율이 50대가 되면 33.8%로 급증한다. 에스트로겐의 감소로 인해 혈압을 컨트롤하는 자율신경의 균형이 깨져 혈압이 불안정해지기 때문이다.

또한 에스트로겐에는 혈관을 유연하게 만들고 확장시키는 기능이 있어 혈관 내 압력을 낮추는데, 에스트로겐이 감소하면서 혈관의 유연성이 저하되고 고혈압을 일으키는 것이다.

유전성이 있어 혈연자 중에 고혈압 환자가 있거나 임신 시에 고혈압을 겪은 사람(임신성 고혈압)은 갱년기의 일과성 고혈압이 아닌 경우도 있다. 만성화되면 동맥경화가 진행되어 뇌졸중이나 심근경색 등을 일으키므로 빠른 대책이 중요하다.

갱년기 고혈압은 현기증이나 가슴 두근거림, 두통, 불안감 등도 함께 일으키는 경우가 흔하다. 우선 산부인과에 찾아가 갱년기 증상과 함께 진찰받기를 권한다.

고혈압은 지금까지의 오랜 생활습관과 큰 관련이 있다고 알려져 있다. 염분 과다 식생활과 알코올 과다 섭취, 비만과 운동 부족도 원인이 된다.

특히 식염에 함유된 나트륨은 혈관 내의 수분을 증가시키는 작용이 있어 나트륨이 과잉되면 혈압을 높인다. 우선 하루 염분 섭취량을 6g 정도로 억제하는 등 저염에 신경 쓰고 싱거운 맛에 익숙해지도록 하자.

갱년기 고혈압 단계에서 혈압을 정상적으로 유지하는 노력을 시작하면 갱년기 종료와 함께 혈압 변동도 안정될 수 있다.

혈압측정기를 구입해 가정에서도 습관적으로 측정 및 기록을 하는 것이 좋다.

촉촉함을 되찾고
성교통을 해소하는 질제

질 안쪽 벽도 에스트로겐 덕분에 촉촉한 상태를 유지한다. 하지만 완경 후에는 질 내벽이 건조해지기 쉬워 수분이 부족한 '질건조(Dry Vagina)' 현상이 발생한다. 이는 에스트로겐 분비가 감소하면서 이를 먹이로 삼던 '데델라인간균(Dŏderlein's Bacillus)'이라는 유산균의 일종이 사라져 상재균 균형이 깨지기 때문에 발생한다.

그리고 콜라겐 감소로 인해 질의 탄력을 잃게 된다. 이 경우 에스트로겐 질제(→P.156)로 에스트로겐을 보충하면 질 점막에 촉촉함을 되찾을 수 있다.

성교통이 해소될 뿐만 아니라 완경 후의 위축성 질염이나 위축성 외음염 등의 예방에도 도움이 된다. 질이 촉촉해지면 그 앞뒤에 있는 요도와 항문의 보습력도 높아지고 면역력 향상에도 도움이 된다.

인생이 바뀐다!
완경 후 대비법

갱년기 이후의 생활 팁

에스트로겐이 지켜주던 시기에서
새로운 무대로

50세가 되면 몸에도 병에도 변화가 찾아온다

갱년기는 난소가 기능하지 않게 되는 완경 전후의 10년간이다. 앞서 설명한 바와 같은 갱년기 증상이 특히 강하게 나타나는 것은 완경의 앞뒤 2년 씩인 3~4년 동안이라고 한다.

그것도 난소에서 분비되는 에스트로겐이 줄어드는 상태에 몸이 점차 익숙해지기 때문이다. 즉 갱년기란 결국 '에스트로겐 없이 살아가기 위한 준비 기간'이라고 할 수 있다.

완경까지의 이행기에는 난소 기능이 저하되기 시작하고, 호르몬 분비와 관련된 뇌 시상하부의 컨트롤 하에 있는 자율신경의 균형이 무너져 다양한 문제가 발생한다.

한편 완경 후에는 에스트로겐 분비의 급격한 감소로 인한 불안정에서는 벗어나지만 에스트로겐 부족 때문에 오는 트러블이 잇따라 발생한다.

즉 40대까지 에스트로겐의 보호를 받던 여성의 몸은 완경에 가까워지면서 뼈와 근육이 급격히 쇠약해지고 동맥경화나 고혈압, 이상지질혈증, 당뇨병 등의 생활습관병에 걸리기 쉬워진다.

골밀도도 급격히 낮아져 온몸의 뼈가 약해지므로 약간의 힘만 가해져도 쉽게 골절된다. 골다공증의 위험이 높아지는 것도 완경 후의 특징이다.

전신의 근력도 쇠약해져 새우등이 되는 등 자세가 나빠진다. 또한 관절이 딱딱해지고 무릎과 허리에 만성적인 통증을 안고 사는 사람이 늘어난다.

2014년에 국제학회가 GSM(완경 관련 요로생식기증후군)이라는 새로운 개념을 제창하였다. 이것은 완경 전후가 되면 대부분 하반신의 상태가 나빠진다는 것이다.

일본 여성의 평균수명은 87.45세인데 앞으로 우리는 계산상 91.3세까지 수명이 늘어날 것으로 예측된다.

50세 이후는 여성 호르몬의 영향이 아니라 자신의 노력과 일상의 축적이 직접적으로 건강에 반영되는 시기라고 할 수 있다.

마지막까지 스스로 자기 신변의 일을 직접 처리하고 인생을 보다 바람직하게 꾸려 가고 싶다면 완경 이후 긍정적으로 생활할 수 있도록 대처하자.

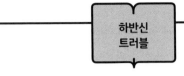

완경 후 급증하는 GSM

3대 고민은 요실금, 골반장기탈출증, 성교통

완경 전후에는 요실금이나 질 위축, 질 건조에서 오는 성교통, 자궁탈출증 등 하반신 트러블을 안고 사는 사람이 늘어난다. 하지만 여전히 부끄러운 마음에 의료기관에서 진료를 받지 않고 남몰래 고민하는 사람이 대부분인 실정이다.

완경 전후에 급증하는 이 트러블들은 이전에는 노인성 질염 등으로 묶여서 '노화로 인한 어쩔 수 없는 일'로 여겨졌다. 요즘은 GSM(완경 관련 요로생식기증후군)이라는 새로운 개념으로 총칭되면서 산부인과와 비뇨기과에서 다루어지고 있다.

GSM은 에스트로겐 감소에서 오는 근육과 피하조직의 쇠약, 난산이나 다산 등 출산 시 생긴 골반저의 손상, 유전적인 체질 등이 원인이 되어 생기는 것으로 알려져 있다.

골반저는 몸체의 가장 바닥에 있으며 근육과 인대, 피하조직, 신경 등으로 구성되어 장기를 아래에서 지탱하는 부분을 총칭한다.

자기도 모르게 진행되는 골반장기탈출에 주의하자

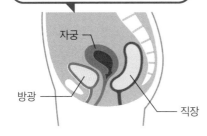

정상적인 여성의 골반저

자궁

방광

직장

젊었을 때는 방광, 자궁, 직장이 골반저 근에 의해 확실히 지탱된다. 출산이나 노화, 비만, 만성 변비 등으로 골반저에 부담이 가해지면 골반장기탈출의 원인이 될 수 있다. 생활습관을 개선하면 나아질 때가 많다.

방광탈출

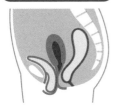

방광이 질벽에서 튀어나온 상태. 잔뇨감이나 방광염의 원인이 된다.

직장탈출

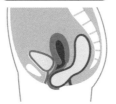

직장이 항문 밖으로 돌출된 상태. 주된 원인은 배변 시 배에 힘을 주는 행위.

자궁탈출

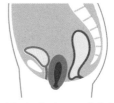

자궁이 질 밖으로 빠져나온 상태. 복압을 가했을 때 발생하기 쉽다.

질탈출

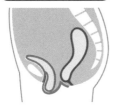

수술로 자궁을 적출한 후 질의 가장 안쪽 벽이 내려온 상태.

소장탈출

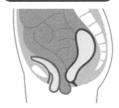

수술로 자궁을 적출한 후 아래로 내려간 소장이 질 밖으로 나온 상태.

213

또한 골반저근(→제3장)은 골반의 바닥에 쌓여 있는 근육군의 총칭으로 정식명을 '골반저근군'이라고 하여 구별한다.

젊었을 때는 에스트로겐에 의해 근육량이 유지되면서 장기를 확실히 지탱해주던 골반저가 에스트로겐이 감소하면서 위축되고 느슨해진다.

과거의 장시간에 걸친 출산과 잦은 출산 횟수 외에도 배변 시 배에 과도하게 힘을 주는 행위, 비만으로 인한 내장 지방의 증가 등도 원인으로 여겨지고 있다.

골반 안의 장기는 앞에서부터 방광, 자궁, 직장 순으로 자리잡고 있으며 평소에는 골반저근에 의해 확실히 지탱되어 떨어지지 않고 유지된다.

골반저에 들어있어야 할 장기가 질구로 삐져나오는 골반장기탈출증은 골반 밑에서 장기를 지탱하는 골반저에 부하가 걸려 골반저가 느슨해지거나 상처를 입으면서 발생한다.

방광탈출, 직장탈출, 자궁탈출 순으로 빈도가 높으며 한꺼번에 여러 장기가 빠져나오는 경우도 적지 않다. 재채기를 하면 소변이 새거나 스트레칭 등으로 복압을 가했을 때나 앉았을 때 좌면에 불편함이 있는 경우에는 골반저가 약해져 있을 가능성이 있다.

저녁이 되면 사타구니 쪽에 불편함이나 이물감이 강해지는 것도 특징이다. 다음 페이지의 체크리스트를 통해 골반저가 얼마나 느슨해져 있는지 체크해보자.

골반저의 느슨함 체크리스트

☐ 재채기를 하면 소변이 조금 새거나
방귀가 나오는 경우가 있다.

☐ 운동이나 스트레칭을 하고 있으면
질에서 공기가 새어 나오는 것을 느낀다.

☐ 어떤 순간에 질에서 공기가 새어 나와
소리가 난 적이 있다.

에취!

☐ 목욕을 마친 후
질에서 물이 나온 적이 있다.

☐ 의자에 앉았을 때 좌면에 뭔가가
닿는 것 같은 불편함을 느낀 적이 있다.

☐ 자전거 안장에 닿았을 때
통증이나 불편함이 있다.

☐ 저녁이 되면 사타구니에서
이물감을 느낀 적이 있다.

이 중 하나라도 해당되는 경우는 골반저의 느슨함이 의심된다.

일상 행동을 제한하는
요실금과 빈뇨 치료법

생활습관 개선과 올바른 신체 사용으로 골반저를 관리

배뇨 장애는 중장년층에게 많은 고민으로 40대 이후 여성의 44%가 요실금 경험이 있다는 데이터도 있다. 요실금이나 빈뇨 등의 배뇨 장애가 있으면 화장실이 걱정돼 외출하기가 괴롭고 요실금 패드가 없으면 생활할 수 없다.

또한 화장실에 가느라 야간에 여러 차례 일어나야 하는 등 불면증의 원인이 되기도 해 삶의 질을 현저하게 떨어뜨린다. 이러한 배뇨 장애도 골반저의 느슨함이 원인이다.

요실금은 원인에 따라 '복압성 요실금'과 '절박성 요실금'으로 크게 나뉜다. 보통 방광에 어느 정도 소변이 쌓이면 뇌의 명령으로 방광이 수축하여 소변을 밀어낸다. 이때 평소에는 요도구를 단단히 닫고 있던 골반저의 요도괄약근이 요도구를 느슨하게 풀어 소변이 힘차게 배출되는 것이다.

복압성 요실금이란 이 요도구가 약해져 있는 상태이다. 기침이나 재채기, 점프하는 순간 등 배에 압력이 가해졌을 때 요도구가 열려 그만 새어 버리는 유형이다.

나 재채기, 점프하는 순간 등 배에 압력이 가해졌을 때 요도구가 열려 그만 새어 버리는 유형이다.

한편 절박성 요실금은 방광에 소변이 쌓여 있지 않은데도 갑자기 심한 요의를 일으켜 화장실에 갈 사이도 없이 금방 새어 버리는 유형이다.

이 경우, 방광이 과도하게 수축하는 과민성방광 상태에 있으며 대부분은 빈뇨를 동반한다. 골반저의 느슨함 이외에도 체형이나 지병, 생활 배경 등 다양한 요인이 있을 수 있다.

갱년기 이후에는 이들의 혼합 유형이 대부분이다. 골반저근을 단련하는 요가(→제3장)를 습관화함과 동시에 ① 적정 체중을 유지하고 체중에 큰 변화가 없는 생활습관을 유지할 것, ② 변비를 해소하고 배변 시 배에 지나치게 힘을 주지 말 것, ③ 무거운 것을 한꺼번에 들지 말 것을 유념하자. 또한 일상생활에서 평소 골반저에 부하를 주지 않도록 신체를 사용하는 것도 중요하다.

예컨대 선 상태에서 바닥의 물건을 잡을 때는 무릎과 고관절을 구부리고 몸을 낮춰 웅크리고 앉는다. 허리를 굽혀 잡으면 복압이 가해지므로 주의해야한다.

배변 시에도 뒤로 기대듯이 변기에 앉아 배에 힘을 주면 복압이 걸려 골반저를 손상시킨다. 변기에 앉으면 상체를 앞으로 기울여 양손을 무릎 위에 놓고 천천히 호흡하면 배변과 관련된 골반저근이 느슨해져 편하게 배변할 수 있다.

그대로 두지 말고
가벼운 범위 내에서 대책을

하체 셀프케어가 중요

질 주변 트러블은 산부인과에서, 골반저와 관련된 비뇨기 트러블은 비뇨기과에서 주로 취급하지만 요즘은 횡단적인 치료도 이루어지고 있어 여성비뇨기과 등 여성에게 특화해 치료하는 진료과도 등장했다. 이러한 문제가 있으면 우선 주치의와 상담하는 것이 좋다.

여성비뇨기과는 주로 골반장기탈출과 복압성 요실금을 대상으로 하는 여성 전문 외래이다. 요실금 치료는 새는 양과 빈도, 곤란한 정도 등을 바탕으로 치료법이 검토된다. 치료는 단계에 따라 다양한 선택지가 있다.

요실금이나 빈뇨 증상에는 과민성방광 치료제나 전문 물리치료사의 골반저근 트레이닝이 일반적이다.

치료제로는 방광의 이상 수축을 억제하거나 방광을 확장하는 약이 처방된다. 테이프를 이용한 요실금 수술 등의 방법도 있다.

성교통 대책으로는 질 주변에 수분을 보충하는 젤이나 윤활 젤리, 질제를 이용한 에스트로겐 보충, 내복약 등이 있다.

그 밖에도 비록 의료보험은 적용되지 않지만 질 건조나 위축을 완화하기 위해 질 표면과 외음부에 탄산가스 레이저를 조사하여 수분을 주거나 조이는 치료를 받을 수 있는 의료기관도 있다.

이러한 치료를 검토하는 한편, 완경 후에는 평소의 하반신 셀프 케어에 유의하도록 한다.

목욕 후 질 주위의 건조나 위축이 없는지 자신의 손가락을 사용해 체크하는 습관을 들이면 작은 이상 단계에서 문제를 발견할 수 있다. 또한 질 주변에 수분을 보충하면 건조 및 위축을 어느 정도 개선할 수 있다.

자신의 몸을 만져보고 항상 체크하여 자기 건강을 스스로 지키자.

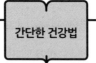

하루 8000보를 목표로 틈틈이 걷자

짧게 나누어 걸어도 OK! 중년에게 가장 좋은 걷기법

갱년기 이후의 건강 유지에 필수적인 것으로 특히 강조하고 싶은 것은 운동이다. 운동을 습관화하면 건강 수명을 현격히 늘릴 수 있다.

건강 수명이란 일상적인 돌봄을 필요로 하지 않고 자립적인 생활을 할 수 있는 햇수다. 일본 여성의 건강 수명은 약 74세로 평균수명과는 10년 이상이나 차이가 있다.

건강 수명을 손상시키는 원인의 대부분이 근육과 뼈, 관절 트러블이므로 운동을 통해 뼈와 관절, 근육을 평소에 단련하는 것이 중요하다.

요가(→제3장) 외에 걷기나 수영, 줄넘기, 조깅 등의 유산소 운동을 조합하거나 스쿼트 등의 근육 트레이닝을 더하면 좋다.

그중에서도 간편하고 계속하기 쉬운 것은 워킹인데, 건강 효과를 얻을 수 있는 방법에는 다음과 같은 포인트가 있다.

증거에 근거한 목표 걸음 수는 65세 미만은 1일 8000보, 65세 이

상은 1일 7000보이다. 평균 걸음 수는 1일 7000~8000보 정도면
된다. 시간이 있는 날 몰아서 걸어도 된다. 1주일간 총 5만~6만보를
목표로 하자.

걸을 때는 무리하지 않는 범위 내에서 빨리 걷도록 신경 쓰자. 가
볍게 숨이 차는 정도로, 걸으면서 대화를 할 수 있을 정도의 속도를
추천한다. 10분에 1000보 정도가 이상적이다.

또한 연속적으로 걷지 않고 짧게 잘라서 걸은 것을 합쳐도 괜찮
다. 10분간 3회 걷는 것과 30분 연속으로 걷는 것은 건강 효과 면에
서 차이가 없다는 연구 결과가 있다.

자투리 시간을 이용하여 자주 몸을 움직여 걸음 수를 채우자. 에
스컬레이터를 타지 않고 계단을 이용하고, 전철은 한 정거장 앞에
서 내려 걷는 등 아이디어에 따라 얼마든지 활동량을 늘릴 수 있다.
운동을 지속함으로써 혈당치를 정상적으로 유지하고 비만을 예방·
개선하며 좋은 콜레스테롤을 늘려 생활습관병도 예방할 수 있다.

식사와 수면, 운동 등의 생활습관 개선, HRT(호르몬 대체 요법) 등
의 치료를 도입하여 50세부터 80세까지의 30년간을 알차게 보낼
수 있도록 이후의 인생에 대비하자.

씩씩하고 활기차게!
더 잘 나이먹는 법

제가 산부인과 의사로서 그리고 스포츠 닥터와 산업의로서 많은 여성과 만나며 느꼈던 것은 '참을성이 여성을 힘들게 한다. 그리고 그 사실을 여성들이 모르고 있다'는 것이었습니다.

우리는 몸 상태가 좋지 않다고 느껴도 참기 일쑤입니다. "언젠가 좋아지겠지"라든가 "나만 괴로운 게 아니다"라든가 "열이 나는 것도 아니니 일을 쉬기 어렵다"라고 생각해 무리해가며 그럭저럭 시간을 흘려보내고 악화시키는 사람이 정말 많습니다.

실제로 갱년기의 불편함에 대해서는 주위의 이해를 얻기 어려운 것이 현실입니다. 일반적인 직장은 남성 중심으로 돌아가고, 동료 여성들도 아직 갱년기에 이르지 않은 20~30대와 40대 초반이 많다 보니 당사자가 아닌 한 그 괴로움을 이해해주기란 좀처럼 쉽지 않습니다.

그러나 오늘날의 여성은 일도 하고 살림도 하고 육아도 하면서 늘 가족을 보살핍니다. 사회와 가정 양쪽에서 책임을 지며 다양한 역할을 담당하고 있지요. 이제는 '참지 않는 사람'이 되어야 앞으로의 인생을 보다 잘 살 수 있다는 것을 깨닫게된 분들도 많을 것입니다.

몸 상태가 나빠져 힘든 것을 그대로 방치해서는 안됩니다. 도움이 되는 정보를 샅샅이 찾아보고 대책이 있다면 적극적으로 시도하여 그 장점을 현명하고 야무지게 받아들이세요.

완경 이후는 여성 호르몬의 파도에 흔들리지 않는 평화롭고 안정된 시기입니다. 인생의 모든 단계는 연결되어 있으며 지금 얼마나 좋은 생활습관을 쌓았는지가 20년 후, 30년 후의 자신을 만듭니다.

무엇을 먹고 어떻게 몸을 움직이고 어떤 잠을 잤는지, 실천하는 모든 것이 '미래의 자신'을 결정합니다. 매일이 베스트가 아니어도 괜찮습니다. 할 수 있는 것부터 시작해 보세요.

제가 산부인과 여의사라서 다행이라고 생각하는 것 중 하나는 다양한 치료법을 스스로 실천하고 변화를 공유할 수 있다는 점입니다. 시험해 보고 '효과가 있었다'고 생각한 전문적인 지식을 독자 여러분에 대한 마음과 함께 이 한 권의 책에 담았습니다.

여러분이 원하는 인생을 씩씩하고 활기차게 나아가는 그 길을 밝히는 작은 등불이 되었으면 좋겠습니다.

갱년기 교과서

2쇄 펴낸날	2023년 9월 30일
지은이	다카오 미호
옮긴이	박승희
감수	정문영
펴낸이	정원정, 김자영
편집	홍현숙
디자인	김아란

펴낸 곳	즐거운상상
주소	서울시 중구 충무로 13 엘크루메트로시티 1811호
전화	02-706-9452
팩스	02-706-9458
전자우편	happydreampub@naver.com
인스타그램	@happywitches
출판등록	2001년 5월 7일
인쇄	천일문화사

ISBN	979-11-5536-102-3 (13510)

JAPAN STAFF

표지디자인	小口翔平＋奈良岡菜摘(tobufune)
표지·본문일러스트	平松慶
본문디자인	平田治久(NOVO)
본문일러스트	湯沢知子
촬영	岡田ナツ子
편집	三宅礼子
편집도움	有留もと子　二平絵美
교정	株式会社円水社

* 이 책의 모든 글과 그림, 디자인을 무단으로 복사, 복제, 전재하는 것은 저작권법에 위배됩니다.
* 잘못 만들어진 책은 서점에서 교환하여 드립니다.
* 책값은 뒤표지에 있습니다.
* 전자책으로 출간되었습니다.

ICHIBAN SHINSETSUNA KONENKI NO KYOKASHO by Miho Takao
Copyright © 2021 by Miho Takao
All rights reserved. No part of this book may be reproduced in any form without the written
permission of the publisher.
Originally published in Japan in 2021 by SEKAIBUNKA Books Inc., Tokyo.
This Korean language edition is published by arrangement with SEKAIBUNKA Publishing Inc., Tokyo
in care of Tuttle-Mori Agency, Inc., Tokyo, through Botong Agency, Seoul.

이 책의 한국어판 저작권은 Botong Agency를 통한 저작권자와의 독점 계약으로 즐거운상상이 소유합니다.
신저작권법에 의하여 한국 내에서 보호를 받는 저작물이므로 무단전재와 무단복제를 금합니다.